갱년기
리부트

한의사가 몸소 경험하고 찾아낸 갱년기 해방 프로젝트

갱년기 리부트

정지인 지음

드림셀러

당신에게 '갱년기'란 어떤 의미인가?

　나와는 상관없는 먼 이야기일 수도 있고, 지금 내가 처해있는 정말 죽고 싶은 순간일 수도 있고, 그저 운명처럼 잘 지나가길 바라는 마음일 수도 있다. 누구나 건너야 하는 갱년기는 인생의 끝이 아니다. 인생의 중반에서 비로소 내 꿈을 실현할 힘을 얻기 위해 지금부터 갱년기 리부트 준비를 해야 한다.

　갱년기를 맞은 지금, 삶의 주도권은 오로지 나에게 달려있다.

갱년기 리부트를 위한 2주 프로젝트

"엄마는 그동안 나를 가스라이팅했어요."

이제 막 고1이 된 아들은 이 짧은 메시지를 남기고 가출했다. 최신형 노트북을 사주겠다는 말에도, 무엇이든 고민을 말하면 들어주겠다는 말에도 아무런 대답이 없었다. 나는 가스라이팅은 무슨 큰 범죄자에게나 해당되는 용어인 줄 알았다.

다음 날 저녁 늦게 아들에게서 짧은 메시지가 왔다. 엄마가 그동안 자신에게 한 말에 대해 진정성 있게 사과한다면 들어오겠다고 했다. 마음속으로는 화가 치밀었지만 겨우 사정해서 독서실 길가로 나온 아들을 마주했다. 아들의 초췌한 얼굴을 바라보는 순간 마음이 무너지며 길바닥에 주저앉아 꺼이꺼이 통곡을 하고 말았다. 아들은 놀라서 부끄러움은 뒤로 하고 소리내 우는 엄마를 바라보며 안고 달래주었다. 그 순간 나의 갱년기는 정점을 향해 달려가고 있었다.

나는 한국과학기술원KAIST에서 화학공학을 전공한 뒤 이듬해 다시 수능을 봐서 한의대에 들어갔다. 같은 대학 선배와 결혼해서 한의사 부부가 되었고, 우리는 제법 규모 있는 한의원을 운영하며 빛나는 성공과 안락한 미래를 당연한 듯 꿈꾸고 있었다. 아들을 성공시키겠다는 일념으로 대치동에 온갖 유명한 선생님을 다 모시고, 있는 돈을 끌어다 아파트에 투자했다. 또한 강남으로 이사해 아들을 명문고에 입학시켰다.

모든 것이 다 이루어질 것 같은 순간 코로나19가 터졌고, 우리같이 규모가 큰 한의원은 가장 큰 타격의 대상이 되었다. 곧 끝날 것 같던 코로나19는 생각보다 오래 갔고, 나의 모든 계획을 불안한 상태로 만들어버렸다.

설상가상으로, 가끔 나타나던 갱년기 증상이 갑자기 심해졌다. 시도 때도 없이 얼굴로 열이 올라오고 오른쪽 골반이 아프면서 하복부 통증이 지속되었다. 밤에는 여러 번 깨서 에어컨을 켰다 껐다를 반복했고, 아침에 일어나면 발바닥과 손가락이 아파서 잘 펴지지 않았다. 한의원에서는 실수를 안 하려고 신경을 곤두세워도 꼭 실수를 하게 되고, 부채에 대한 부담과 매출의 공포는 급기야 미래에 대한 불안으로 이어져 자신감마저 무너뜨렸다.

온몸에서 느껴지는 늙어간다는 공포감은 갱년기 증상보다 더 무서운 적이었다. 이런 모든 힘듦을 감추고 제법 안 그런 척을 잘했다고 생각했다. 그런데 내 모든 감정이 그대로 아들에게 화살로 꽂혔었다는 것을 안 순간 나도 결국 연약한 사람이었다는 자괴감이 들었다.

그러나 한편 마음속 깊은 곳에서 이런 무너진 삶을 되돌려야겠다는 강한 의지가 솟아났다. 갱년기라는 피할 수 없는 노화의 길목에서 과연 젊고 활기차고 기쁘게 살 수 있는 방법은 없는 것일까.

내 몸을 분석하기로 했다

한의사가 병을 경험한다는 것은 재앙이 아니라 축복이다. 이것이야말로 스스로 병을 느끼고 치료하고 이겨내는 경험이기 때문에 확실한 해결책을 찾을 수 있고, 동시에 환자의 마음을 충분히 공감할 수 있는 기회가 된다. 나의 갱년기 증상이 평범하지 않고 골고루 스펙타클하게 벌어지는 이 상황이 한편 감사하면서 즐겁기까지 했다.

어느 날 갑자기 생긴 홍조는 가장 먼저 나를 당혹시켰다. 볼부터 눈가까지 빨개졌는데, 피부가 예민해서 화장품에도 예민하게 반응해 술은 입에 댈 수 없을 정도였다. 피부과에서 알러지 진단을 받았지만 피부 연고는 한두 번 바르고 알로에 팩을 매일 두 번씩 하면서 피부열을 내리는 치자시탕*을 복용했다.

또한 생리주기가 28일에서 20일로 짧아지면서 하혈에 가까운 생리를 4일 내내 쏟아내고 나면 일주일간은 몸에 기력이 다 빠졌다. 무엇보다 생리통이 너무 심했다. 산부인과에서 자궁 검사를 한 결과 근종이 1년 사이에 여섯 개나 늘었는데, 수술할 정도는 아니지만 생리통이 너무 심하면 미레나*를 껴보라고 추천해주었다.

현재 여성호르몬의 수치가 높아서 폐경은 아직 멀었다는 얘기를 듣고 미레나를 착용했다. 미레나를 착용하니 생리를 안하게 되고 복통도 80퍼센트가 줄고 떨어졌던 컨디션도 정상으로 회복되었다. 약하지만 지속되는 복통은 청열조혈탕*에 작약과 감초를 넣어서 긴장된 복부 근육을 이완시키고 자궁을 편하게 하니 없어졌다.

어느덧 한의원 내 방에는 한약 상자가 몇 개나 쌓여서 보약에 갱년기 약과 관절 약에 소화 관련 약까지 두루두루 쌓이게 되었다. 이러한 의학적인 노력으로 나의 갱년기 증상은 생활에 지장이 없을 정도로 호전이 되었다.

갱년기 증상은 늘 일정하게 오는 것이 아니라 증상이 있다가 없다가 하면서 나타나는 증상도 바뀌고 아픈 관절 부위도 바뀐다. 갱년기는 사람마다 나타나는 시기도 다르고 증상도 다르다. 그래서 정확히 어디서부터 어디까지가 갱년기로 인해 오는 증상인지 알 수 없을 때가 있다. 이러한 갱년기 증상보다 더 힘든 것은 우울감과 의욕 저하, 분노, 두려움 등 정신적인 증상과 마음 상태다.

　나는 어려서부터 다부지고 냉정하다는 소리를 듣고 살았다. 공부만 하고 살면서 형성된 성격인지 원래 타고난 건지 잘 모르겠지만, 큰일이 생겨도 당황하지 않고 침착하게 일을 처리하고 감정에 잘 치우치지 않는 편이다. 화를 낼 때도 조절을 잘하는 편이고 살면서 우울한 감정을 별로 느껴보지 못했다. 늘 활기가 있고 자신감이 넘친다는 이야기를 듣고 살아왔다.

　그랬던 나도 호르몬의 변화와 함께 나이가 들어간다는 감정에 휩싸이니 어쩔 수 없는 감정이 몰려왔다. 미래에 대한 불안감과 과거에 대한 여러 생각들이 끊임없이 솟아나면서 가장 가까운 남편에게 모든 원망과 억울함, 분노가 치밀었다. 생각해보면 같이 좋아했고 같이 살아왔는데, 오직 나만 피해를 보고 당했다는 감정이 드는 것은 어쩔 수 없었다.

　그리고 앞으로 뭘 잘 해낼 자신도 없고 더 나아질 것이라는 희망도 보이지 않았다. 오십이 넘은 나의 현재는 내가 꿈꿔왔던 것에 비해 너무 초라해 보였다.

　이러한 패배감과 무너진 자존감에 휩싸여 보내던 중 그동안 내가 과거의 여성들이 생각하는 삶의 관념에서 벗어나지 못하고 있다는 것을 발견했다. 어느 날 문득 '이제 겨우 반평생을

산 것인데 아직 앞으로 펼쳐질 시간이 30년일지 40년일지 모르는 이 시점에 나는 왜 벌써 내 인생이 끝이라고 생각하는 것인가?라는 생각이 들었다.

무엇보다 갱년기에 근본적으로 해결해야 하는 것은 몸의 증상이 아니라 '마인드'라고 생각했다. 우리 어머니 세대의 상황을 지금 현대의 삶에 똑같이 적용하면 안 된다. 수명이 너무 많이 길어졌고, 그에 따라 노화의 관점도 달라졌다. 이제 갱년기는 받아들이는 운명이 아니라 넘어서야 할 대상이다.

마인드가 바뀌자 갱년기를 바라보는 관점도 바뀌기 시작했다. 갱년기는 단지 여성호르몬의 변화에 따라 나타나는 증상을 해결하는 것이 아니라 갱년기 전체를 여성이 새롭게 재탄생하는 기간으로 보고 새로운 삶의 전환점으로 생각하는 시각이 필요했다.

이렇게 수동적인 입장에서 능동적인 입장으로 마인드를 바꾸는 순간, 정신과 몸이 분리되면서 객관적으로 나를 바라보고 하나하나 차근차근 해결하려는 의지가 샘솟았다.

갱년기 리부트를 위해 다음의 세 가지 조건이 필요하다.

첫째, 마인드를 바꾼다.

둘째, 정신을 건강하게 만든다.

셋째, 몸을 건강하게 만든다.

첫째, '마인드를 바꾼다는 것'은 내가 자신을 얼마나 사랑하고 바꿀 의지가 있는가다. 가족 속에 또는 어딘가에 파묻혀 있던 나를 꺼내서 잘 닦고 잘 먹이고 잘 치료해서 이제 혼자 하고 싶은 걸 하고 스스로 즐거울 자유의지를 줘야 한다.

나는 아들을 성공시켜야겠다는 부담을 버리고 끊임없이 들어가는 사교육비를 모두 끊어버렸다. 아들 성향에 맞고 평생 행복하게 살 수 있는 학과를 고르도록 모든 선택권을 아들에게 맡겼다. 남편에게도 더 이상 가족만을 위한 의무를 벗어나 스스로 행복하게 살도록 시간의 자유를 허락해주었다. 내 자신에게도 더 이상 부를 위해 성공을 위해 그동안 열심히 달려가던 모든 집착을 내려놓자고 말했다.

이제부터는 작고 평범한 삶에 기쁨을 느끼며 나를 더 사랑하기로 했다. 내 몸에 좋은 것만 먹이고 좋은 습관을 들여서 내가 꿈꾸었던 다른 삶을 향해 나아가기로 했다. 이런 생각의 전환만으로도 마음이 편안해지고 불면증이 없어졌으며 편두통도 사라졌다.

둘째, '정신을 건강하게 만든다'는 단지 의지만으로 되는 것이 아니다. 불면증과 불안증, 우울증, 공황장애 등은 의지로 극복할 수도 있지만, 대부분은 호르몬의 불균형과 관련이 있다. 여성호르몬의 분비 조절은 뇌의 시상하부의 명령으로 조절되는데, 갱년기에 나타나는 여성호르몬의 불균형이 시상하부에서 나오는 여러 뇌호르몬의 분비에도 영향을 미친다.

뇌에서 정상적으로 분비되어야 할 호르몬이 부족하거나 넘칠 때 우울증이나 분노조절장애, 공황장애 등 여러 정신적인 증상들이 유발될 수 있다. 그래서 현대의 수많은 여성들 중 알게 모르게 수면제, 우울증 약, 공황장애 약들을 복용 중이거나 늘 가지고 있는 사람들이 많다.

정신을 건강하게 만든다는 것은 갱년기에 여성호르몬의 분비가 급격히 변화되는 것이 아니라 자연스럽게 줄어서 인체가 잘 적응할 수 있도록 만드는 것이다. 또한 일과 수면, 음식 등 생활 습관을 교정해 뇌에서 호르몬의 불균형이 일어나지 않도록 습관을 들이는 노력이 필요하다.

한편 여성 갱년기 우울증의 70퍼센트는 살이 빠지고 몸매만 살아나도 좋아지는 것을 환자들을 통해 확인하고 있다. 결국 내가 변하면 정신도 건강해진다.

셋째, '몸을 건강하게 만든다'는 앞에서 언급했듯이 몸을 건강하게 만들려면 어느 정도 갱년기에 대한 정확한 정보가 있어야 한다. 갱년기를 모르는 사람은 없지만 대부분 갱년기가 정확히 어떤 것인지는 잘 모른다.

갱년기라고 하면 열 나고 땀 나고 가슴이 두근거리며 막 화내고 짜증을 내는 증상이라는, 지극히 옛날 시대의 생각들이 여전히 지배적이다. 시중에 파는 갱년기 보조식품을 선물받거나 석류 주스, 두유 등을 열심히 먹으며 갱년기를 잘 버티기를 바란다. 어떤 경우는 갱년기인데도 여전히 에이비씨 주스를 먹고 굶으며 살을 빼려고 하고, 자신에게 맞지 않는 케토 다이어트를 무리하게 해서 오히려 부작용을 겪기도 한다.

갱년기는 사람들마다 시작되는 나이도 다르고 증상도 다르며 자신이 현재 가지고 있는 질병, 가족력, 여성호르몬의 민감도에 따라 나타나는 증상과 앞으로 펼쳐질 질병의 범위가 나뉘기 때문에 정확한 체질과 가족력을 보고 이에 맞게 대응해야 한다.

나는 어려서부터 체력이 약했지만 생리는 시계처럼 정확했고 생리통도 없어서 갱년기는 아무 증상 없이 지나갈 줄 알았다. 그러나 갱년기가 되니까 자궁이 많이 예민해지고 피부에 홍조와 건조함, 가려움 등이 자주 나타나서 신경을 많이 쓰고 있다.

그동안 갱년기 환자를 수없이 치료하면서 나의 갱년기 경험에 많은 도움이 되었고, 그들에게도 위로가 되었다. 어떤 여성은 스스로의 삶을 너무 멋지고 당당하게 살아가고 있는 반면, 어떤 여성은 가족에 지쳐서, 일에 치여서 내려놓지 못하는 수많은 책임들로, 그리고 몸에 나타나는 여러 증상들과 건강검진마다 마주하는 질병들로 힘겹고 지쳐가는 것을 보았다. 이런 다양한 환자들을 접하면서 우리의 아름다운 인생 후반기를 좀 더 독립적으로 당당하게 살아가기를 바라는 마음에서 이 책을 썼다.

　자, 이제부터 여전히 나를 붙잡고 힘들게 하는 많은 고민과 문제, 어려움들을 하나하나 펼쳐보자. 그 중 몇 가지만 버리고 몇 가지만 고쳐도 갱년기 리부트는 이루어질 수 있다. 그러면 다시 삶의 힘이 불끈 솟아오를 것이다.

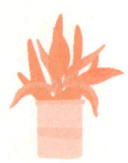

차례

갱년기 리부트를 위한 4단계

2장

3장 젊음을 되찾는 미토제닉 다이어트

4장

갱년기 리부트를 위한 하루 습관

1장

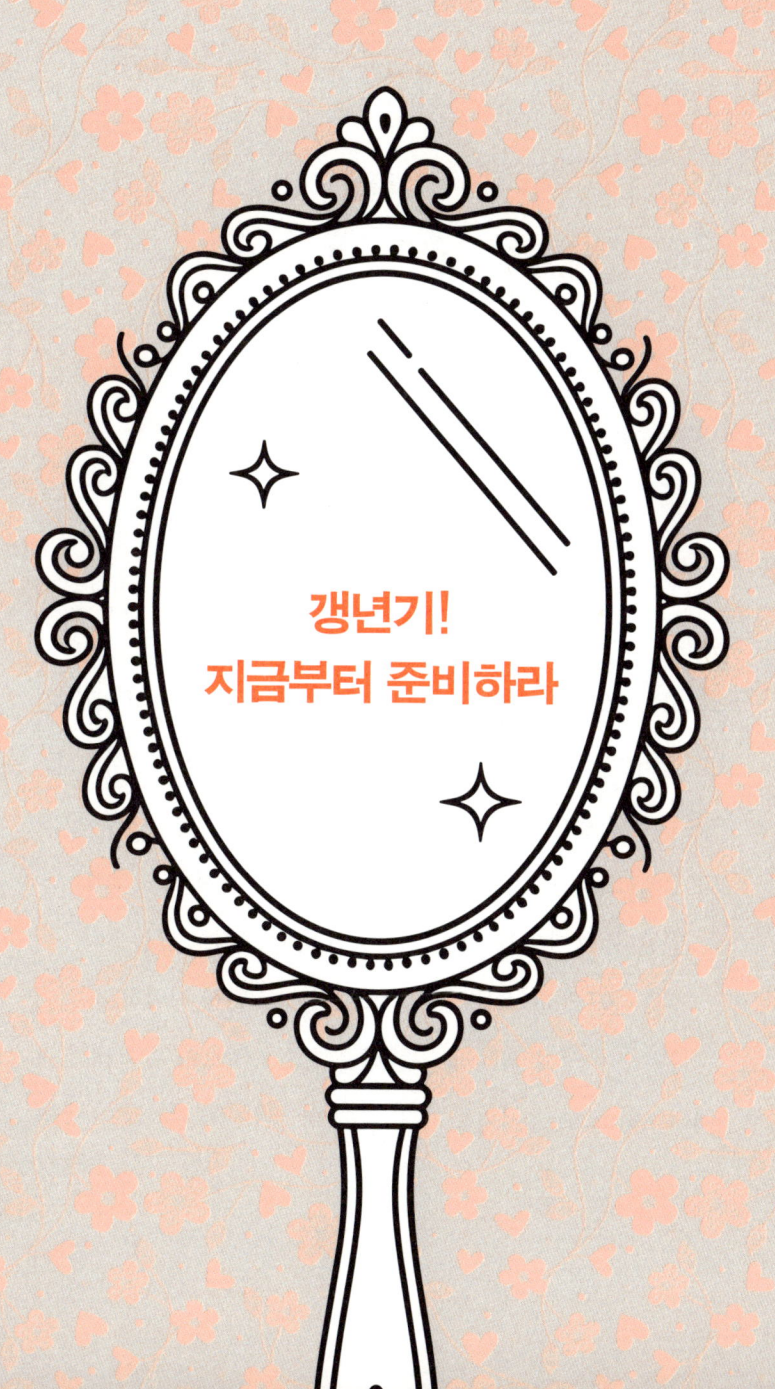

갱년기!
지금부터 준비하라

1
갱년기 준비, 빠를수록 좋은 이유

나는 갱년기로 몸도 마음도 많이 위축되면서 자신감이 바닥으로 떨어졌었다. 그래서 한의사를 그만두고 싶다는 생각도 했다. 그런데 이렇게 인생을 살기에는 내게 남은 삶이 너무 많았다. 25년도 더 남은 인생을 남편 그늘에서 그저 그렇게 살 수는 없었다. 그래서 나 자신을 완전히 바꿔 보기로 결심했다.

'결혼하기 전의 스물여섯 살로 돌아가서 다시 시작하자.'

식단을 바꾸고 필라테스를 시작하고 무엇보다 발아래까지 내려오던 고무줄 치마를 벗고 몸에 딱 맞는 정장을 입기 시작했다. 오후가 되면 허기가 지고, 필라테스는 안되는 동작이 더 많지만, 뭐 어떤가 싶은 뻔뻔함이 생겼다. 숨겨 뒀던 나의 꿈과 하고 싶었던 일을 펼쳐 놓고 하나씩 실천하기 시작하니 다시 삶에 대한 기대와 열정이 솟아올랐다.

당신은 앞으로 어떤 인생을 살고 싶은가? 나이를 바라보며 누군가에게 기댈 것인가, 스스로를 일으키고 다시 앞으로 달려갈 것인가?

이제 갱년기는 당신의 새로운 사춘기가 되어야 하는 시기다. 꽤 친해서 2주에 한 번은 꼭 통화를 하던 친구와 2년 정도 갑자기 연락이 끊겼다. 그러다 최근 다시 만나게 되었다. 친구는 그동안 우울증이 심해서 약을 먹었고, 2년이 지난 지금도 완전히 나아지지는 않은 상태라고 했다.

갱년기 증상이 생각보다 심하지는 않았고 늘 자신감이 넘쳤던 친구라서 여전히 바쁜가 보다 했는데, 그동안 혼자 방구석에 앉아 울면서 죽고 싶다는 생각을 하고 있었다고 했다. 일주일간 거의 먹지 않아서 가족들이 이러다 어떻게 될까 봐 억지로 병원에 데리고 가기도 했다.

학창 시절 늘 활기차고 사람을 끄는 매력이 있어서 남자나 여자나 다 고민이 있으면 찾아가서 상담받던 친구였다. 2000년 도에 엘리트들이 보험설계사로 들어가 억대 연봉을 받던 시절,

외국계 보험회사에 입사해서 2년 만에 실적 탑 순위에 오르고 임원까지 바라보던 전도유망한 친구였다.

체력이 약하고 소심했던 내가 닮고 싶고 넘치는 자신감이 늘 부러웠던 친구였는데 이렇게 한순간에 사람이 달라질 수가 있을까,라는 생각이 들었다. 딱히 무슨 일이 있어서가 아니었다. 갱년기 이후에 다가온 극심한 우울증이 문제였다.

어느 날 갱년기와 함께 찾아온 우울증은 미래에 대한 불안감, 아직 돌봐야 할 세 아이들과 직장을 잃은 남편, 그리고 회사 사정의 변화 등은 이 친구의 모든 자신감을 무너뜨리는 계기가 되었다.

사람의 마음이 한번 무너지면 다시 회복되는 데는 오랜 기간이 필요하고 시간이 지나도 회복되지 않는 경우도 있다. 이미 몇 년 전부터 무리한 업무를 감당하고 있었고, 책임을 나눠야 할 남편은 여전히 다른 직장을 찾지 못한 상태였다. 이미 올라가 버린 생활수준은 한번에 내리기 힘든 상황이었다.

가벼운 우울증은 옷만 바꿔 입거나 살만 빠져도 바로 회복될 수 있지만, 심각한 우울증은 스스로를 구덩이에 몰아넣고 점점 깊숙한 곳으로 들어가 자신을 묻어버린다. 누군가가 구덩이를 파내고 꺼내서 치료하고 위로하고 끊임없이 도와주지 않는 한 스스로 우울증을 극복하기란 어렵다.

이 친구에게는 우울증을 제대로 이해해주거나 위로해줄 만한 사람이 주변에 없었다. 때로는 너무 완벽한 것이 나중에 함정에 빠뜨리는 올무가 될 수도 있다. 아무리 성공한 삶이었어도 갱년기가 되면 스스로가 부족하고 나약하고 쓸모없어진다는 생각에 빠진다. 실패 없이 올라가기만 해서 내려오는 법을 터득하지 못했기 때문이다.

마흔이 되면 갱년기 준비에 들어가자

한의원에 12년째 꾸준히 내원하는 환자가 있다. 처음에는 몸이 안 좋아서 왔는데 지금은 관리 차원에서 주기적으로 찾아온다. 처음 방문 때 마흔여섯 살이었던 그녀는 155cm의 키에 58kg의 체중이었다. 허리도 자주 아프고 피곤하고 두통도 심해서 치료하면서 다이어트를 하겠다고 왔는데, 4개월 만에 43kg까지 감량을 했다.

체중이 빠지고 나니 귀엽고 날씬한 몸매에 맞게 옷을 입고 피부 관리와 운동도 열심히 하며 직장생활도 알차게 했다. 그녀는 이제 곧 환갑이 되어가는데 폐경 이후에도 몸무게를 잘 유지하면서 허리는 오히려 더 튼튼해졌다. 잠깐 얼굴로 열이 오르고 손가락이 저렸던 것 빼고는 거의 갱년기 증상 없이 여전히 활기찬 생활을 유지하고 있다.

평범한 직장 여성이지만 자신의 급여를 생활비와 저축과 자기유지비로 나누어 다이어트와 건강관리, 피부관리에 적절하게 배분해 사용하며 은퇴 이후 계획까지 철저히 해두고 있다. 이 환자를 통해 나 역시 이렇게 자신의 삶을 즐기며 건강과 외모를 유지하면서 직장생활과 가정도 잘 유지하는 모습을 본받아야겠다고 생각했다.

갱년기에 임박해 오히려 자기 삶의 계획을 세우고 체중을 감량하고 건강을 유지하며 재정도 알뜰하게 분배해 갱년기를 잘 보내는 사람들이 있다. 그 성공 비결은 네 가지로 정리해볼 수 있다.

첫째, 자신을 위한 자산을 만든다.

둘째, 수입의 일정 부분을 자신의 건강, 외모, 즐거움에 사용한다.

셋째, 식단관리와 운동을 적당히 하면서 스트레스를 받지 않고 충분히 즐기며 미리 건강관리를 한다.

넷째, 병원을 선택할 때 꼼꼼히 따지고 아프면 즉시 치료를 받아 해결한다.

갱년기 준비라고 해서 복잡하거나 큰 준비물이 필요하지 않다. 가족 중심의 사고에서 벗어나 나를 바라보고 내가 좀 더 건강하고 아름답고 즐겁게 사는 방법을 찾아 실천하는 것이다. 내가 아프더라도 내가 힘들더라도 덜 아프고 덜 슬플 방법을 미리 찾아내서 하나씩 실천한다면, 고통은 반으로 줄어들고 그만큼 견디는 것도 쉬워진다.

노화를 통제하라

나이가 들면 좋은 것이 딱 하나 있다. 나이를 가늠하기가 점점 힘들어진다는 사실이다. 요즘 텔레비전을 보면 50대 아빠들이 어린아이들의 육아를 하는 프로그램이 심심찮게 나오고, 유튜브에는 일흔 살의 여성이 헬스로 근육을 키워 보디빌더가 되고, 예순다섯 살의 여성이 미인대회에 나가 30대와 겨루기도 한다. 이제는 1등이 목표가 아니라 도전이 목표고, 그것만으로도 주목을 받는다.

나이는 세는 것이 아니라 보이는 것이고 만들어가는 시대다. 나의 몸을 영원히 40대로 머물게 하려면 꼭 돈이 있어야 가능할까?

이웃 중 60대 여성이 있다. 작년에 이사 와서 알게 된 분인데 처음에는 나와 비슷한 또래인 줄 알고 쉽게 친해졌다. 키 170에 체중이 50kg이며, 쇄골이 드러나는 딱 붙는 티셔츠에 짧은 반바지가 어울리는 늘씬하고 긴 다리를 가진 여성이었다. 자신만의 독특한 패션스타일을 가지고 있으며, 누가 봐도 눈에 띄는 이국적인 몸매를 가지고 있다.

그녀는 예순두 살인데 갱년기를 지나오면서 갑자기 체중이 60kg이 넘고 여기저기 관절이 아파 왔다. 그러자 매일 한 끼만 먹고 모든 음료를 끊었다. 커피 한 잔에 물만 마시면서 조금씩 감량해서 5년 만에 50kg까지 만들었고, 그다음부터는 늘 이 체중을 유지한다고 했다. 운동은 피곤해도 반드시 하고 아침마다 바나나에 당근을 갈아 마시며 변비에 신경을 쓰고, 한 끼를 잘 챙겨 먹고 즐겁게 일하는 것 외에는 딱히 별다른 노력을 하지 않은데도 건강하고 날씬하다. 이 여성에게 갱년기 극복 비결을 물어보았다.

"갱년기. 그거 누구나 겪는 거니까 무시해버렸어. 그랬더니 별 증상 없이 넘어가던데?"

누구는 갱년기로 온갖 증상을 다 겪는데 별 증상도 없이 넘어갔다는 말에 나는 믿을 수가 없었다. 그러나 자세히 알고 보니 평소 몸이 예민해서 약에 부작용이 많고 잠도 잘 못 자는 편이라고 했다. 이렇게 몸이 예민하다 보니 갱년기 호르몬의 변화 따위는 별로 영향을 미칠 정도가 아니었다. 뿐만 아니라 무슨 일이든 긍정적으로 넘어가고 자신만의 건강 식단은 꼭 지키는 편이었다. 꾸준한 자기 관리가 젊음의 비결인 것 같았다. 많은 사람과 어울리면서 일을 즐겁게 하는 것도 이 여성만의 젊음의 노하우다.

보통 노화를 막으려면 젊은 피를 수혈한다거나 고가의 피부 관리를 받아야 된다고 생각하기 쉽다. 그러나 노화를 막는 비결은 의외로 단순하다.

첫째, 나이 들지 않으려는 마음가짐이 중요하다.

둘째, 나만의 건강관리 루틴을 만든다.

셋째, 이 루틴을 꾸준히 지속한다.

모든 것의 시작은 내 마음에서 나온다. 오늘 이 순간부터 더 이상 나이 들지 않기로 결심한다면 당신은 갱년기 따위는 결코 두렵지 않을 것이고, 더 이상 나이 들지 않을 것이다.

갱년기를 철저히 준비하기로 마음먹은 다음부터 나는 모든 삶의 중심을 '나'로 만들었다. 매일 아침마다 나는 건강한가, 나는 평안한가, 나는 즐거운가를 염두에 두고 하루를 시작했다. 물론 일도 열심히 해야 하고 집안일에 육아에 신경 쓸 일도 많지만, 반드시 나를 위한 시간과 돈과 즐거움을 할애했다. 그로 인해 늘 기쁨을 유지할 수 있었고, 함께하는 가족도 내 눈치를 보지 않고 자유롭게 생활할 수 있었다. 결국 나를 위한 삶이 가족을 위한 삶이고, 직장을 위한 삶이다.

자, 이제 당신 차례. 지금의 환경이 힘들고 주어진 짐이 많게 느껴지더라도 계속 힘들어지는 몸으로 나이 들어갈 것인지, 힘차게 나를 일으켜 나만의 삶을 만들어갈 것인지 생각해보라. 이제부터 함께 갱년기 리부트를 위한 발걸음을 옮겨 보자.

2
무조건 참는 게 답일까?

40대에 결혼해 아이를 낳은 A는 작은 학원을 운영하고 있었다. 아이를 키워주신 친정어머니에 대한 고마움에 연로하신 어머니를 모시게 되었다. 처음 몇 년간은 모든 것이 순조로웠다.

하지만 세월이 갈수록 어머니가 자주 아프면서 집에만 계시는 날이 많아져 매일 삼시 세 끼를 챙겨야만 했다. 집안일에 주말에도 편히 쉬지 못하고, 식구들 눈치 보며 육아와 학원을 운영하는 고단한 삶이 지속되었다. 모든 일에 점점 예민해지기 시작했다.

50대 초반이 되면서부터는 수시로 얼굴이 붉어지면서 열이 올라왔다. 일이 힘들고 스트레스가 많은데도 참고 버티다가 어느 날 밤늦은 시간에 호흡곤란으로 응급실에 실려 가는 일이 벌어졌다. 갱년기 상열 증상에 그동안 쌓인 스트레스로 숨쉬기가 힘들어진 것인데, 갑자기 아버지와 남동생이 심혈관 질환으로 죽음에 이르게 된 것을 생각하니 불안감이 엄습했다.

병원에서 큰 이상이 없다는 진단을 받았지만, 이렇게 지내면 안 되겠다는 생각이 들었다. 그래서 한의원에 내원했다. A는 상체가 비만하고 열이 많은 체질이다. 울화가 쌓여있는 상태여서 상체의 열을 내리면서 스트레스로 인한 화를 가라앉히는 한약을 처방했다. 두 달 정도 복용하고 나니 가슴이 답답하고 열이 오르는 증상은 사라졌으나 상황이 바뀌지 않으니 여전히 언제 터질지 모르는 시한폭탄 같은 우울감이 지속되었다.

결국 어머니를 다른 형제들과 나누어 보살피기로 하고, 집안일을 줄이고 학원 일정도 조정했다. 몸을 치료하고 운동을 병행하니 심했던 갱년기 증상이 차츰 없어지고 건강하게 폐경을 맞이할 수 있었다.

평소 긍정적이고 아무거나 잘 먹으면서 아프지 않던 사람이 갱년기가 찾아오면 몸이 갑자기 힘들어져서 어쩔 줄 모르는 경우가 많다. 주변에서는 그냥 참고 버티다 보면 지나간다고 말하는데, 과연 갱년기는 지나가는 감기처럼 자연적으로 낫기를 바라는 것이 맞을까. 아니면 적극적으로 치료하고 몸을 관리하는 것이 나을까. 관리를 한다면 어떻게 얼마나 관리해야할까 하는 의문이 생긴다.

주변에서는 혼자만 갱년기냐며 웬 호들갑이냐고 말하기도 하고, 갱년기를 호되게 겪은 사람은 가까운 산부인과를 추천하면서 여성호르몬제를 꼭 복용하라고 권하기도 한다. 하지만 여러 가지 반응들에 어쩔 줄 몰라 하는 사이 내 몸은 더 힘들어지고 서서히 노화의 길로 들어선다는 사실을 잊지 말아야 한다.

지금 갱년기를 방치하고 있지는 않은가?

대부분은 갱년기를 어떻게 알게 되는지 궁금했다. 환자들을 보면 반응이 다양하다. 40대 초반인데 살이 찌면 무조건 갱년기 때문이라고 말하는 사람도 있고, 열이 오르고 얼굴이 붉어지면 갱년기라고 하는 사람이 있는가 하면, 생리가 정상이면 갱년기는 절대 아니라고 생각하는 사람도 있다. 이것은 갱년기라는 용어가 익숙한 것에 비해 갱년기에 대한 명확한 정의나 증상이 명시된 곳이 없기 때문이다.

여성의 갱년기는 서서히 자궁과 난소의 기능이 떨어지면서 생식력이 저하되는 시기를 의미한다. 현저히 여성호르몬의 분비가 불안해지고 난자의 성장과 배출이 끝나가는 시기를 말한다. 여성에 따라 자궁의 성장과 쇠퇴의 시기가 다르기 때문에 개인의 차이는 있으나 대체로 40대 중반부터 50대 중반 정도를 갱년기로 본다. 갱년기는 전조 증상이 있는데, 전조 증상을 정확히 알고 있으면 갱년기를 대비하는 데 도움이 된다.

갱년기 전조 증상

① 오후가 되면 피로가 몰려오면서 단 군것질을 한다.

② 체중이 조금씩 늘면서 운동을 해도 빠지지 않는다.

③ 갑자기 복부에 살이 찐다.

④ 가끔 열이 올라오면서 짜증이 난다.

⑤ 생리주기를 거르거나 주기가 바뀐다.

⑥ 관절이 여기저기 뻣뻣하고 아플 때가 있다.

⑦ 만사가 귀찮고 혼자 멀리 떠나 있고 싶다.

⑧ 혼자 있으면 문득문득 우울감이 생긴다.

⑨ 집중력이 떨어지고 자주 실수한다.

⑩ 미래에 대한 불안감이 든다.

위의 증상 중 세 가지 이상이 이유 없이 한 달 이상 지속된다면 갱년기가 시작되었다고 생각하면 된다.

갱년기를 방치하는 사람들은 갱년기 증상이 심하지 않은 사람들이다. 증상이 너무 심해서 고통스러우면 오히려 더 열심히 자기관리를 하고 적극적으로 병원을 찾는다. 그러나 가끔 피곤하고 단 음식이 댕기고 살이 찐다는 이유로 갱년기를 의심하는 사람들은 많지 않다. 그러다 점점 체중이 늘고 자궁이 비대해지면서 생리 양이 늘어나고 자궁내막증이 생기기도 한다.

작년 봄에 내원했던 50대 수녀님은 자신의 몸을 방치하지 않고 적극적으로 해결하기 위해 한의원에 내원했다. 활동적이던 수녀님은 자전거 타기를 좋아했는데, 무릎관절염이 생겨서 자전거를 타지 못하게 되자 늘어난 체중도 줄이고 무릎도 치료할 겸 내원했다. 수녀님 역시 갱년기는 원래 누구나 겪는 것이고 증상이 심하지 않아서 대수롭지 않게 생각했다. 하지만 무릎관절염도, 살이 찌는 것도 우선적으로 갱년기를 먼저 치료해야 한다. 수녀님은 처음에는 이 말을 잘 이해하지 못했는데, 차츰 대화를 나누면서 수긍하기 시작했다.

수녀님은 최근에 몸이 자주 붓고 소변이 시원치 않으면서 다리가 무겁고 자주 피로를 느꼈다고 했다. 손가락도 아침에는 뻣뻣하지만 심하지 않아서 그냥 괜찮다고 생각하며 살았는데, 살이 찐 원인이 부종과 대사이상이라는 말에 공감했다.

갱년기가 되어 체중이 느는 것은 본인의 습관 문제도 있지만, 운동이나 식습관 외에 부종과 대사기능저하가 원인이 되는 경우가 많다. 일단 전체적인 붓기를 빼고 순환을 시키는 처방을 하면서 갱년기 증상을 치료했다. 그리고 식단 조절과 다이어트로 몸무게 8kg를 감량하는 계획을 짰다.

수녀님이 체중이 느는 원인 중에 또 다른 이유는 신도들이 자주 가져다주는 간식에 있었다. 신도들은 수녀님을 생각해서 맛있는 디저트와 케이크를 가져다주었는데, 거절을 못하는 수녀님이 매일 간식을 먹으니 체중이 늘었다. 또한 일정한 세 끼 식사 시간도 반드시 지키고 음식을 남기지 않아야 한다는 성실함이 체중을 늘게 만드는 원인이었다.

이처럼 너무 반듯하고 성실한 사람들도 본의 아니게 체중이 늘고 자기관리를 놓친다. 철저히 간식은 사양하고 하루 한 끼만 탄수화물 섭취를 하면서 아침저녁은 간소한 단백질과 채소를 먹도록 지도했다. 이후 체중이 차츰 빠지면서 붓기와 대사 기능도 회복되었다.

30대부터 한의원에 내원하던 환자들이 이제는 하나둘 갱년기에 접어들고 있다. 무심코 방문했다가 증상을 하나하나 짚어서 말하면 환자들 대부분 깜짝 놀란다. 몸이 힘든 것이 업무가 많아서 또는 스트레스 때문일 거라고 생각했다. 아니면 자신의 습관이 문제라고 생각했다. 하지만 나이가 들어서 나타나는 가장 큰 변화라는 것을 알아야 한다. 갱년기는 서서히 여성의 기능뿐만 아니라 몸의 기능도 같이 떨어지는 시기다. 이 당연한 현상을 이해하고 이에 맞는 습관으로 리셋해야 한다.

갱년기에 접어들면 이전처럼 과하게 에너지를 소모시키는 생활이 아닌 몸이 힘들지 않게 적당히 일하고 식단과 운동과 일에 균형을 찾아야 한다. 이제부터 내가 겪어보지 못한 다양한 증상들이 나타날 것이다. 그때마다 잘 관리하는 습관을 들이면 나이 드는 것도 잊고 건강하고 즐겁게 살아갈 수 있다.

갱년기는 양약도 한약도 건강식품도 우선이 아니라 인체가 겪어가는 과정이라는 것을 아는 것이 무엇보다 중요하다. 몸의 흐름에 맞추어 마음도 정신도 습관도 이에 맞는 준비를 해야 한다. 이제 모든 초점을 나에게 맞추고 나를 재정비하는 시간을 갖도록 준비하자.

3
몸이 곧 재테크

요즘 모임에 나가면 재테크 이야기가 가장 많다. 집값 얘기를 한참 하다가 노후로 돌아서면 이제 어떻게 노후를 보내야 할지를 가지고 한참을 떠든다. 주제는 뭘 가지고 살아갈 것인가다. 그만큼 나이가 들면 돈이 가장 중요한 문제로 부각된다.

친구들이 서서히 은퇴를 준비하는 나이가 되어가다 보니 어느새 나도 이제 일을 줄여야 되는지를 심각하게 고민한 적이 있다. 뭔가를 더 열심히 하기보다 어떻게 하면 일을 덜 하고 편하게 살아 볼까를 걱정하는 나이가 되어버렸다는 것이 한편 서글프고 한편 두려워졌다.

나 역시 모든 돈을 끌어 모아 부동산으로 재테크를 시작했지만 사정이 녹록지 않고 아슬아슬한 줄타기를 하는 중이다. 재테크에는 늘 운이 따른다. 아무리 공부하고 전문가의 강의를 듣고 잘 선택해도 시기를 놓치거나 운이 안 좋으면 안 하느니만 못한 상황으로 빠져버린다. 결국 나는 일을 해서 먹고살아야 되는 팔자인가 하는 생각이 절로 들었다.

나이가 들어서 부채와 대출이자가 늘다 보니 마음의 고민도 크고 미래에 대한 불안감도 커졌다. 젊을 때는 '부채도 자산이다'를 외치며 과감하게 투자했었지만 나이가 들면 작은 투자에도 소심해지고 혹시라도 쫄딱 망할까 봐 두렵다. 그래서 무엇이든 선뜻 결정하는 것이 힘들어진다. 이런 나의 마음을 깊이 들여다 보니 역시나 나도 나이듦에 대한 막연한 두려움에서 벗어나지 못하고 있다는 것을 느꼈다.

나이를 거스르는 여자

텔레비전에 여배우 배종옥 씨가 나오는 영상을 봤다. 예전부터 연기력과 외모로 인기가 있었던 배우지만 나이 든 배우들이 많이 사라져가는 와중에 여전히 왕성하게 활동하고 있어서 주목받고 있다.

배종옥 씨가 한 프로그램에 나와서 자신이 원래 키 166cm에 53kg을 늘 유지했다고 했다. 최근에는 드라마를 위해 49kg까지 감량하고 이 체중을 유지하고 있다고 한다. 배우는 자기 관리를 철저히 하는 것이 당연하다고 생각할 수도 있겠지만, 예순 살의 나이에 이렇게 얼굴과 몸매, 체중까지 완벽하게 관리하기란 결코 쉬운 일이 아니다.

그녀가 이렇게 체중과 몸매를 유지하는 비결에는 자신만의 일상 루틴이 있다. 그녀는 늘 일정한 음식을 먹고 매일 아침 체중을 재고 스트레칭과 명상을 한 다음 하루를 시작한다. 여기서 중요한 것은 일정한 하루 루틴을 거르지 않는 것이다. 그리고 더 중요한 것은 이렇게 관리한 몸의 사용 용도다. 그녀도 자신이 배우로서의 가치가 없다면 이렇게까지 철저하게 관리하지는 않았을 것이다. 결국 몸이 돈을 만드는 재테크이기 때문에 몸 관리를 철저히 하는 것이다.

당신의 몸은 얼마의 가치가 있는가

나는 문득 오십이 되어 내가 이룬 것을 보았을 때 참 초라하다고 생각했다. 내가 꿈꾸었던 거창한 꿈에 비해 한의사 부부인 우리가 쌓은 재산은 보잘 것 없었다. 그동안 열심히 살아온 내가 한없이 바보 같고 슬프게 느껴졌다.

그러나 한편 신혼 때 월세에서 시작해 대출을 받아 한의원을 차리고 현재 위치에 정착하기까지 들인 노력과 그동안 쌓인 치료 능력, 신뢰가 쌓인 수많은 환자, 그리고 무엇보다 신혼 때에 비해 넉넉해진 살림을 생각해보았다. 적자의 삶이 아니라 흑자의 삶을 살고 있었다. 비록 재테크에는 성공하지 못했지만 건강하고 열정만 넘친다면 나이가 많아도 오래 일할 수 있겠다는 생각이 들었다. 배종옥 씨처럼 세월을 거슬러 예순 살에 더 젊어 보이고, 자신감에 원숙미까지 넘치는 삶을 살면 된다. 결국 나의 가치는 내가 만들어가는 것이고, 그것이 바로 실패하지 않는 재테크다.

이제 스스로 자신을 돌아보며 내가 현재 어느 정도의 가치가 있으며, 앞으로 얼마나 가치 있는 사람이 될 것인가를 결정해야 할 시점이다. 앞으로 나에게 펼쳐질 긴 시간을 바라보면 여전히 투자할 만한 가치가 있지 않을까?

삶에 적극적인 40대

예전에 한의원에서 다이어트를 한 환자들이 이제는 갱년기가 되어 한의원을 다시 찾아온다. 그동안 잘 지내다가 체중이 갑자기 늘어나거나 갱년기 증상이 심해서 오는 분들이 대부분인데, 이들은 무슨 일이든 일을 다시 시작하려는 마음을 품고 온다.

요즘 40대는 자신의 삶을 적극적으로 개척하려는 의지가 강하다. 그래서 몸에 문제가 생기면 바로 해결하고 상태를 잘 조절한다. 그것이 자신의 가치를 꾸준히 유지하는 비결이라는 것을 알고 있다. 육아를 하면서 새롭게 창업을 준비하는 사람도 있고 취업을 위해 자격증을 준비하는 사람도 있다.

이런 준비과정을 통해 몸 관리가 필요하다고 생각하고 건강을 위해 한의원에 내원한다. 40대 중반부터 몸 만들기를 시작하면 증상도 빨리 없어지고 다이어트도 빠르다. 갱년기 증상이 경미하게 지나가며 몸이 자연스럽게 적응을 하게 된다. 일을 할 때도 자신감이 있고 노련함까지 갖춰서 젊었을 때보다 스트레스를 덜 받고 일에서의 즐거움을 더 크게 느끼는 경향이 있다.

하루 빨리 은퇴를 꿈꾸는 사람

직장에서 느꼈던 스트레스와 나이까지 겹쳐서 오는 피로감과 비효율성, 시대 변화에 따른 컴플레인의 증가는 많은 50대 여성들을 지치게 한다. 이들 중에 상당수는 은퇴까지만 버티게 해달라고 찾아오기도 한다. 이들의 힘든 상황을 이해는 하지만 무작정 은퇴를 준비하는 것보다는 은퇴 이후의 삶과 재정에 대한 계획을 잘 세우기를 권한다.

무조건 일하기 싫고 힘들다는 생각보다는 내가 힘든 원인을 생각해보고 건강을 지키면서 일을 즐길 수 있는 방법을 찾는 것이 더 좋다. 최대한 일을 할 수 있을 때까지 하고, 은퇴해서 어떻게 살아갈지에 대한 계획도 마련한 다음 은퇴하는 것이 더 중요하다. 그러려면 자신이 버텨낼 체력과 건강이 있어야 한다. 그리고 젊은 사람들과의 신경전에서도 우위를 차지해야 한다. 이 모든 일들이 이루어진다면 이미 우리는 재테크에서 크게 성공한 인생이다.

후반에 더 빛나는 인생으로

요즘은 60대 여성들도 체중과 외모로 내원하는 비율이 크게 늘었다. 처음 방문 때 60대라는 것을 전혀 몰랐는데 주민등록증의 나이에 놀란다. 갱년기가 끝나서 몸도 힘들지 않고 삶의 여유가 생겨서 너무 행복한데 문제는 건강과 외모라고 했다.

60대 여성들의 삶의 기준이 가족과 돈 중심에서 나의 삶 중심으로 변하고 있다. 집에서 쉬는 것보다 간단한 아르바이트라도 하는 여성이 많아졌고 작은 카페라도 내 일을 하고 싶다는 여성들이 많아졌다. 지인 중에는 원래 좋아했던 취미를 살려 작은 가게를 연 사람도 있다.

젊은 시절 입던 청바지와 티셔츠를 아직도 즐겨 입고 진정으로 독립된 자신의 삶을 사는 사람들을 바라보면서 갱년기는 절대 서러울 일도 두려울 일도 아니라고 생각했다. 이들이 공통적으로 하는 말이 있다. 바로 '건강이 돈이다'라는 말이다.

평생 잃지 않고 후회하지 않을 재테크는 바로 나를 건강하고 젊게 만드는 것이다!

4
나이를 버리고 마인드를 바꿔라

요즘은 사람들을 만나면 나이를 가늠하기가 어렵다. 50대인데도 40대 초반으로 보이거나 60대 후반인데도 50대 초반으로 보이기도 한다. 이렇게 자신을 관리하는 사람들이 늘어가면서 다른 사람에 비해 나이가 더 들어 보이는 사람들도 있다.

50대 연예인들의 방송 활동이 활발해지면서 나이가 들어 보이지 않도록 부단히 관리하는 모습이 보인다. 그만큼 일에서의 수명도 실제 나이가 아니라 보여지는 나이로 가는 시대가 되었다.

이제 노인이라는 단어가 70대 이상에게나 적합하고 일터에서도 나이의 파괴가 일어나고 있다. 한의사는 나이가 들수록 좋아한다고 하지만 나이가 들어 보이는 한의사보다 젊고 의욕이 넘치는 한의사가 더 인기가 많다. 그래서 나도 젊음을 유지하기 위해 여러모로 신경을 많이 쓰고 있다. 이제 나이는 들어가는 것이 아니라 만들어가는 시대다.

여성의 노화가 가장 빠르게 진행되는 시기가 갱년기다. 갱년기에 에스트로겐이 급속도로 줄어들면 피부 노화는 물론 근육 손실과 골다공증이 진행되면서 빠르게 노화가 진행될 수 있다. 반면 에스트로겐이 크게 높았다 낮았다를 반복하는 사람들도 있는데, 이런 경우에는 인체의 여러 조절 기능들이 혼란을 겪게 되고 몸이 느끼는 충격이 커지면서 체력이 급속도로 약해진다.

갱년기에 나타나는 개개인들의 몸의 변화를 잘 살펴보고 이에 맞게 대처하면 큰 손상 없이 자궁 외의 다른 기관에서 분비되는 에스트로겐의 전환으로 안전하게 나이 들어갈 수 있다. 이 모든 일에 앞서 가장 중요한 것은 의식의 변화, 즉 '마인드'를 바꾸는 것이다.

대학교수인 50대 초반 여성인 J는 보기에도 얼굴이 붉고 지쳐 보였다. 진료해보니 역류성 식도염과 장에 가스가 자주 차고 배변도 불규칙했으며, 밤에는 등에서 열이 나면서 땀이 나고 소변을 보러 두 번은 깬다고 했다. 한의원에 내원할 때마다 사소한 것에도 짜증과 컴플레인이 많았는데, 최근에 늘어난 보직으로 쉴 틈이 없는데다 집중력도 떨어져서 강의 준비를 할 때마다 밤을 새야 할 정도였다.

게다가 함께 사는 시어머니와 학생인 자녀들을 돌봐야 했고, 직장이 멀어서 출퇴근 시간이 오래 걸리는 것도 무리가 됐다. 이 모든 상황 속에서 어느 것 하나도 놓지 못하고 다 감당하려고 하니, 몸에 무리가 오고 짜증이 가득할 수밖에 없었다. 엄마로서 아내로서 며느리로서 교수로서의 보직과 출퇴근 시간에 파묻혀 그녀의 존재가 보이지 않았다. 이럴 때 한약은 그저 순간순간을 모면하는 수단일 수밖에 없다.

갱년기 증상으로 힘들어하는 여성이 해결하지 못하는 것이 자신에게 점점 늘어나는 업무와 기대들이다. 버리지도, 완벽하게 해내지도 못하는 상황에 몸을 방치해 점점 다른 더 큰 질환으로 진행되어가는 자신을 바라볼 것인가? 당연히 과감하게 마인드를 바꾸고 어떻게 이 상황을 개선시킬 것인지를 고민해야 한다.

우리는 나이라는 시간에 묶여 살고 있었다. 초등학교에 입학할 때부터 나이에 맞게 해야 할 역할들이 주어졌고, 그것을 해내는 것이 마치 당연한 듯 여겨졌다. 그리고 잘 해왔다. 예전에는 갱년기가 될 즈음이면 육아도 끝나고 부모님도 돌아가셔서 오히려 빈둥지증후군이라는 말이 있었지만, 이제는 아이들의 독립이 늦어졌고 결혼 안 한 자녀들이 여전히 부모에 의지하고 있기도 한다.

수명이 늘면서 부모님의 긴 돌봄이 필요한 상황이 되니 나의 갱년기를 알아주기는커녕 앞으로 마음 편히 인생을 즐길 수 있을지가 더 걱정이다. 자식도 남편도 부모님도 결코 나를 돌봐주거나 위안이 되지 않는다. 그러니 이제 나의 삶은 내가 스스로 만들어가는 수밖에 없다.

이제 내가 앞으로 살아갈 갱년기 이후의 삶을 계획할 때가 되었다. 그것을 위해 생각의 틀을 바꾸고 미래를 향해 내가 변해가야 한다. 지금 나에게 필요한 것은 새롭게 마인드를 바꾸는 것이다.

갱년기 마인드를 바꾸는 4단계

☑ 1단계 : 나를 독립시켜라

사춘기가 되면서 급속도로 에스트로겐의 분비량이 늘어나 여성의 관점을 외부 세계에서 내부 세계로 돌리도록 만든다. 밖으로 향하던 마음이 내면으로 바뀌면서 부드럽고 포용력이 있으며 가족에 대한 사랑과 보살핌의 마음이 형성된다. 유방에서 분비되는 프로락틴은 자녀에 대한 사랑과 보호 본능을 일으킨다.

이러한 여성의 성향으로 가족을 책임지고 돌보는데, 그러느라 스스로를 포기하고 엄마로서 아내로서 며느리로서의 의무를 강요받기도 한다. 갱년기가 되어 에스트로겐이 줄어들고 프로락틴이 분비되지 않음에도 의무는 끝나지 않아 내면에서 오는 억울함과 분노를 삭혀야 하는 상황이 발생한다.

갱년기에 나타나는 이러한 호르몬의 변화는 여성 스스로를 독립된 개체로 변화시키려는 힘을 강력하게 줄 수 있는데, 스스로 이것을 인지하고 해결하지 않으면 화가 쌓여 화병으로 전환된다.

이제 이러한 호르몬의 변화에 따라 자연스럽게 나를 가족으로부터 독립시켜 나가야 한다. 나는 누구의 엄마, 아내, 며느리이기 전에 이제 하나의 여성이다. 나를 온전히 꺼내고 나의 내면의 소리를 듣고 이에 맞게 반응해야 한다. 나를 구할 수 있는 사람은 오직 나뿐이다. 나를 변화시킬 수 있는 사람도 나 자신 밖에 없다.

나는 J에게 강력히 조언했다. 지금 상황을 변화시키지 않으면 내가 원할 때까지 일을 하지 못할 수 있다. 일을 즐겁게 할 수 있으면서 가족이 평안하려면 스스로의 상태를 살펴보고 문제를 해결해야 한다고 얘기했다.

그녀는 일단 부담이 되는 모든 일을 덜어내기로 했다. 출퇴근이 힘들어 잠시나마 사무실 근처에 오피스텔을 얻어서 평일에는 그곳에서 운동하고 여가시간도 갖도록 했다. 잠은 반드시 푹 자고 식사를 몰아서 먹지 않고 시간에 맞춰서 위에 부담되지 않는 음식으로 먹기로 했다. 운동은 일주일에 한 번 정도는 반드시 하기로 하고 휴식을 많이 취하도록 계획했다.

마침 방학 기간이어서 2주간 자신을 돌보는 시간을 갖고 모든 것을 내려놓는 것부터 시작하고 나니 짜증도 줄고 업무에 대한 집중도도 높아졌다. 마음속에 있던 불안감과 초조함도 많이 사라지고 여유가 생기면서 자신의 삶을 돌아보는 시간적 여유도 생겼다.

이후 J가 다시 내원했는데 예전보다 얼굴에 붉은 기도 많이 사라지고 몸도 마음도 한결 평온한 상태였다. 여전히 교수로

아내로 엄마로 이젠 친정 부모님까지 돌보며 살고 있지만, 삶의 균형을 가지고 자신의 건강을 우선적으로 돌보며 살고 있다고 했다. 자신의 행복이 가족의 행복이고, 자신의 건강이 오래 일할 수 있는 자산임을 깨달았다고 한다.

J는 잠깐이라도 모든 책임을 내려놓는 것이 힘들었지만 이 시간이 가족들에게 자신을 인식시키는 중요한 계기가 되었다고 말한다. 나를 독립시키는 것은 가정으로부터 완전히 분리되는 것도 아니고 이기적인 것도 아니다. 자신이 더 건강하고 더 열심히 일하기 위한 필수과정이다.

✓ 2단계 : 나를 성공시켜라

나는 그동안 무엇을 위해 달려왔고, 지금 왜 달리고 있는가를 생각해보자. 아이의 건강과 대학과 성공을 위해 달리고 있는가? 남편의 성공을 위해 여전히 뒷바라지에 최선을 다하고 있는가? 부모님의 병 간호로 여유가 없는가? 일의 성과를 위해 오늘도 야근하고 있는가? 그저 아무 계획도 꿈도 없이 그저 그런 하루하루를 보내고 있는가? 아니면 하루하루를 기쁘고 활기차게 살고 있는가?

나는 한의대를 졸업하고 대학원에 진학하고 싶었지만 남편과 개원하면서 시간과 경제적인 여유가 없어서 포기했다. 출산이 늦은 탓에 아이를 낳고 육아하느라 한의원도 제한적으로 운영했다. 아이와 남편과 시댁의 일들을 챙기느라 정신없이 보냈다. 마음껏 하고 싶은 대로 꿈을 펼치기 힘들었다.

정신을 차렸을 때는 이미 갱년기가 되어 집중도 안되고 체력도 예전 같지 않았다. 남들은 일을 줄이고 쉬려고 준비를 할 즈음 나는 새로운 미래의 계획을 세웠다. 운동을 시작하고 건강관리를 예전보다 더 철저히 했다. 피부 관리나 외모도 신경 썼고, 아침에 일어나면 제일 먼저 뉴스를 보면서 세상의 변화를 놓치지 않으려고 노력했다. 실수를 안 하려고 메모지에 실수 항목을 적어놓고 강의를 들으며 한의학 공부도 새로 시작했다. 이런 노력 덕택에 점점 체력이 좋아지고 의욕도 살아나기 시작했다.

첫 갱년기 책을 출간했고 이듬해 갑상선 치료에 관한 책도 출간했다. 나의 꿈이었던 책을 출간하면서 갱년기와 갑상선 그리고 여성질환 환자들의 방문이 늘었다. 드디어 전문성에 맞는 새로운 한의원으로의 발돋움이 시작됐다.

그런데 코로나19로 인해 벌였던 사업도 무산되고 또 다른 여러 어려움을 겪으며 갱년기 증상이 심해지고 관절 증상이 다시 나타났다. 하지만 나를 위한 성공의 발걸음은 멈추지 않고 현재 진행되고 있다. 성공이라고 거창할 것은 없다. 그저 내가 꿈꾸던

바를 이루고, 기쁘고 즐거운 일을 하는 것이다. 돈을 많이 벌 필요도 주변에 널리 알려질 필요도 없다. 작은 성공도 큰 성공도 다 의미가 있다. 이것은 오로지 나만을 위한 성공이기 때문이다.

지금 갱년기를 맞은 여성들은 대부분 누군가를 위한 삶을 살고 있거나 살아야 하는 처지에 있을 수 있다. 나를 돌아볼 시간이 없다고 소리칠지도 모른다. 그러나 더 이상 남의 삶을 내 삶이라 생각하지 마라. 이제는 내가 행복하고 내가 기쁠 일을 할 순간이다. 나를 성공시키고 나를 위해 사는 삶이 가족에게도 더 기쁨이 될 수 있다. 갱년기야말로 홀로서기를 하고 나를 성공시키는 데 집중해야 할 때다.

✓ 3단계 : 나를 사랑하라

두 여성이 함께 한의원에 방문했다. 한 여성은 남편과 사별했고, 한 여성은 오랫동안 남편이 다른 여성과 만나는 것을 최근에 알게 돼서 충격을 받은 상태였다. 반듯하고 성실했던 남편이 자신을 속이고 다른 여성을 만난다는 사실에 너무 충격을 받아서 잠도 못 자고 자포자기하고 있는 친구를 이참에 다이어트나 함께하자고 같이 온 것이었다.

분노가 힘이 되었는지 한의원을 다녀간 후 다이어트를 열심히 해서 10kg 이상 감량을 해서 예전의 몸매가 살아나고 외모도 많이 달라졌다. 자신감이 생겨 어느 정도 마음이 정리되고 이제는 자신의 인생을 즐겁게 살기로 결심했다고 했다.

그 누구도 나를 꾸준히 사랑해주거나 내 마음에 맞게 나를 사랑해주지는 못한다. 그러면 나는 자신에게 얼마나 사랑을 주고 있는지를 생각해보자. 나를 사랑한다는 것을 이기적으로 생각할 수도 있고, 충분히 나를 사랑한다고 느끼고 있을 수도 있다. 그러나 사랑은 마음만이 아니라 행동으로 스스로를 얼마나 사랑하고 아끼는가도 포함된다.

사랑하는 애완견을 위해 아침마다 좋은 사료를 주고 건강식만을 챙겨준다. 매일 산책시키고 혹시라도 토하거나 배변이 이상하면 바로 병원에 데려간다. 문제가 있으면 훈련시키고 매주 목욕시키고 정성스럽게 털 관리도 해준다. 애완견의 이상 행동을 보면 예민한 견주들은 바로 문제를 파악해 해결해주고, 심지어 애완견 때문에 잠을 설치기도 한다.

이렇게 애완견에게 관심과 사랑을 쏟아부으면서 정작 자신에게는 아무거나 먹이고 지나치게 먹이거나 밤에 잠을 안 재우고 매일 야근시키고 하루 종일 일에 시달리게 하지는 않는가? 다른 사람을 돌보느라 나는 아파도 참고 미처 병원 갈 기회도 미루거나 놓치지는 않는가? 애완견 산책은 시키면서 정작 자신은 운동하지 않고 늘어져서 누워 있지는 않는가? 생각해보라.

의외로 많은 사람들이 자신을 관리하는 데 소홀하다. 되는 대로 먹고 아무 때나 먹으며 편하게 잠잘 환경을 만들지 않고 대충 잔다. 아침에 일어나서 얼굴과 몸을 꼼꼼히 살펴서 어디가 문제가 있지는 않은지 살펴보거나 필요한 관리를 할 시간을 할애하지 않는 것을 당연시한다.

내 자신은 때로는 애완견보다도 못한 취급을 받고 있다. 가끔 비싼 옷을 사고 가끔 지르는 소비로 스스로를 만족시킬 것이 아니라 매일매일 나를 관리하고 사랑한다고 말해주는 것이 자신을 사랑하고 아끼는 일이다. 이 세상에 가장 소중하고 건강해야 할 존재는 바로 자신임을 기억하자.

자기관리 체크리스트

① 아침에 일어나 자신의 얼굴과 몸을 잘 살피는가? ☐

② 먹는 음식의 종류와 영양을 생각하고 먹는가? ☐

③ 매일 나를 산책시키고 즐거울 만한 놀이를 하는가? ☐

④ 아프면 바로 병원에 가거나 이에 맞는 대처를 하는가? ☐

⑤ 잠을 잘 때 충분히 숙면할 환경을 만들고 자는가? ☐

⑥ 몸을 정성껏 씻기고 아픈 곳은 없는지 꼼꼼히 살피는가? ☐

⑦ 내가 힘들고 지쳤을 때 나를 위로할 누군가가 있는가? ☐

⑧ 나는 나를 사랑하고 소중하게 돌보고 있는가? ☐

애완동물을 키운다면 내가 해줄 법한 이 기본적이고 단순한 행위를 나 자신에게는 얼마나 하고 있는지 고민해보자.

✓ 4단계 : 분노를 열정으로 바꿔라

갱년기 여성들은 겉으로는 고상한 척해도 마음에는 분노가 쌓여있다. 이것은 의학적으로도 나타나는 생물학적인 반응이다. 나이가 드는 서글픔, 과거에 대한 후회, 이전 트라우마의 회상, 가족에 대한 서운함, 미래에 대한 불안감 등등 여러 감정이 복합적으로 얽혀있는 시기다.

이 분노의 감정을 굳이 외면하거나 아닌 척하기보다는 자연스럽게 받아들이고 회복할 필요가 있다. 인생은 여기에서 끝이 아니다. 내가 마음먹은 것에 따라 더 많은 것을 이뤄낼 수 있다. 그러니 오히려 이 분노의 감정을 긍정의 에너지로 바꿔서 미래의 삶을 개척해야 한다.

내가 한창 사춘기일 때 나의 어머니는 갱년기였던 것 같다. 나만 보면 아버지 흉을 보고 불만을 쏟아냈다. 나는 그렇게 싫으면 이혼하지 왜 사느냐고 무심하게 말했던 적이 있었다. 이때는 어머니가 아버지가 싫은데도 참고 사는 줄 알았는데, 지금 생각해보면 바로 갱년기에 나타나는 분노의 표현이었던 것 같다.

자신의 삶의 모든 원인을 되짚어 보고 가장 만만한 자식 앞에서 가장 만만한 남편의 흉을 봐야만 풀리는, 자신을 향한 이유 없는 분노였다. 이렇게 나에게 쏟아내고 나면 어머니는 아무 일 없던 듯이 아버지와 더 잘 살았다. 이것이 어머니가 갱년기를 극복하는 방법이었다.

  갱년기에 나타나는 분노의 감정은 일종의 호르몬 변화로 인한 정신의 반항 즉, 새로운 정신적인 변화의 과정이다. 뭔가 불합리한 자신의 처지와 환경을 인식하고 바꾸고 싶은데 바꿀 수 없을 때 나타나는 것이 분노다. 이런 자연스러운 분노를 긍정의 에너지로 바꾼다면, 그동안 바꾸고 싶었지만 바꾸지 못했던 자신을 바꿀 기회가 될 수도 있다.

  예를 들면, 그동안 불만이 있었던 부분을 남편에게 허심탄회하게 얘기해서 해결할 수도 있고, 부모와 쌓였던 과거의 앙금을 풀 기회가 될 수도 있다. 내가 하고 싶었으나 억누르고 있었던 꿈들을 꺼내어 다시 도전할 기회를 찾을 수도 있고, 앞으로 살 인생의 버킷리스트를 만들어 볼 수도 있다.

  분노를 한편으로 표현하면 일종의 삶의 에너지다. 자신이 살아온 인생과는 다른 삶을 살고 싶은 욕구가 분노로 표현될 수도 있다. 우리 어머니들은 모든 것을 참고 그저 넋두리하듯이 자녀에게 소리 한번 지르는 것으로 해결했지만, 우리는 충분히 꿈을 향해 도전할 여건과 여유가 되는 시대에 살고 있다.
그러므로 이제 내면에 쌓인 분노를 꺼내어 열정으로 변화시켜
보라.

2장

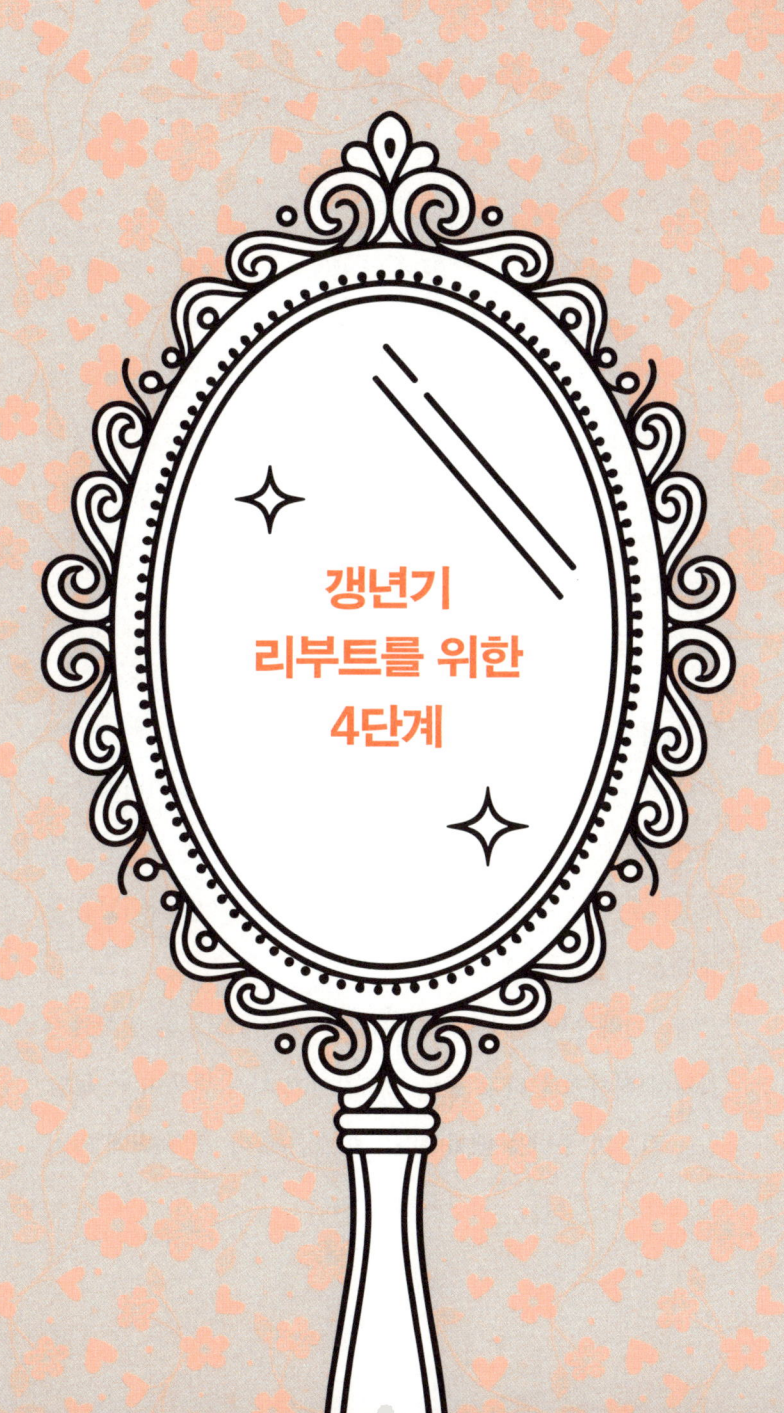

갱년기
리부트를 위한
4단계

1
갱년기 제대로 이해하기

내가 갱년기에 접어든 것을 알게 된 것은 마흔여섯 살 가을이었다. 이유 없이 우울감이 몰려왔고, 오후가 되면 허벅지부터 골반까지 뜨겁게 열이 올라왔다. 며칠 그러다 괜찮겠지 했는데 한 달 이상 우울감이 지속되면서 갱년기가 시작되었음을 깨달았다.

갱년기라는 생각이 들자 이제는 우울감에 서글픈 생각까지 겹쳐서 지하철을 타고 홀로 광화문까지 가서 단풍이 든 돌담길을 걸으며 주변을 배회하다 돌아오곤 했다. 또 새벽에 일어나 교회에 가서 울다가 집에 돌아오면 쿨쿨 자는 남편을 한 대 때려주고 싶기도 했다.

아이를 낳고 지금까지 주말에 혼자 쉬어 본 적이 있었던가. 일이 끝나기 무섭게 집에 돌아와 아이의 학교 준비물과 학원 과제를 챙기며 살아온 내 인생이 참 가엽고 불쌍해 보였다. 한때는 나도 자유롭게 여행 다니며 이루고 싶은 많은 꿈을 품었던 20대가 있었다.

그러던 어느 날 남편을 카페로 불러 현재 내 상태를 설명했다. 자꾸 화가 나고 우울하고 피로를 많이 느끼며 실수를 자주 하는 내 자신이 힘들고 서럽다는 말과 함께 많은 집안일, 아이 공부를 서로 분담하고 한 달에 하루는 혼자만의 시간을 갖겠다고 얘기했다. 대화라기보다는 선전포고에 가까웠지만, 가만히 들어주며 고개를 끄덕이는 남편의 반응만으로도 우울감이 가라앉고 나의 첫 갱년기 증상도 서서히 안정을 찾았다.

갱년기의 반응은 신체 증상으로 먼저 오는 경우도 있지만, 감정의 복받침이나 느닷없는 우울감으로 찾아오기도 한다. 이러한 변화의 원인을 몰라서 대부분의 여성들이 분노와 갈등, 혼자만의 힘든 시간을 참다가 어느 날 갱년기라는 것을 알게 된다.

여자아이가 여성으로의 정체성을 찾는 시기는 외형으로 유방이 커지는 것으로 알게 된다. 이후 초경을 하고 자궁이 점차 기능을 찾게 되면 정상적인 배란이 일어나는데, 이 시기가 되면 소위 사춘기라고 일컫는 정신적인 큰 혼란기가 시작된다.

사춘기를 거치면서 외부 세계로 향했던 시선이 내부를 향하면서 나보다는 주변을 챙기고 보호하고 사랑하고 돌보는 엄마로서의 정서를 갖추게 된다. 여성호르몬과 함께 여성호르몬의 분비를 돕는 시상하부와 뇌하수체에서 분비되는 다양한 호르몬들이 여성의 정서에 많은 영향을 미치는 것으로 알려져 있다.

사춘기에 여성의 특징적인 신체적, 정신적인 변화가 일어나는 것은 교육을 통해 부모가 미리 알고 이에 대해 대비한다. 사춘기 자녀의 돌발적인 행동이나 감정표출도 먼저 인정하고 이해하려는 태도를 가지고 대하게 된다.

반면 갱년기는 이러한 여성으로서의 임무가 끝나고 자신의 모습을 다시 찾아가는 시기다. 사춘기와 달리 갱년기에는 유방이 줄어드는 것도 아니고 외적으로 크게 달라지는 것이 없기 때문에 언제부터 갱년기가 시작되고, 또 갱년기에는 정확히 어떤 변화가 일어나며, 무슨 준비를 해야 되는지에 대해 알고 있지도 않고 의학적인 자세한 설명도 없다.

그러나 갱년기에도 사춘기 못지않게 여성의 뇌가 뜨거워지고 줄어드는 여성호르몬의 변화에 대처하기 위해 큰 혼란의 시간을 겪게 된다. 이런 혼란 속에서 벌어지는 정신적 문제와 감정의 변화 이후에 발생하는 다양한 갱년기 증상들은 당신의 삶을 지치게 하고 과거를 돌아보게 하며, 나를 주변으로부터 떼어내 멀리 도망가고 싶게 만든다. 이제 드디어 나를 재발견하는 시간이 찾아온 것이다.

갱년기에는 내 시선이
주변에서 자신에게로

아이를 낳고 기르고 가족을 돌보는 임무가 끝나가는 시기인 갱년기는 여성호르몬의 양은 줄어들지만 뇌에서 분비되는 성선자극호르몬GnRH의 양과 난포자극호르몬FSH, 황체형성호르몬LH의 양은 오히려 늘어난 상태를 유지한다.

이것은 줄어드는 여성호르몬의 변화에 적응하려는 뇌의 움직임인데, 이 기간 동안 여성은 스스로 독립적인 생각을 하면서 자신의 모습을 돌아보게 된다. 가장 먼저 자신의 현재 삶과 과거를 돌아보며 하나씩 회상한다는 것이다.

내게도 이런 변화가 있었다. 본래 과거를 돌아보거나 후회하지 않는 성격인데도 끊임없이 드는 남편에 대한 원망과 그 동안 쌓였던 불만들이 마음속에서 스멀스멀 기어 나왔다. 이미 지난 일인데도 신혼 때 있었던 20년 전 기억까지 소환하며 너무 어제 일같이 생생하게 기억하면서 사소한 서운함까지도 마음에 남아있었다는 것이 놀라웠다.

이런 내 자신이 부끄럽기도 하고 지난 일을 들추는 것이 치사스럽기도 했지만, 나도 어찌할 수 없어서 어느 날 남편에게 마음껏 소리를 지르며 쏟아낸 적이 있었다. 이유 없이 당한 남편에게는 미안했지만, 그날 이후로 내 마음속에서 무슨 큰 덩어리가 빠져나간 듯한 기분이 들었다.

갱년기는 나의 모든 과거를 소환해서 청산하는 기간이다. 이것은 가족을 향한 이별 통보가 아니라 이젠 내가 하나의 독립된 인격체라는 것을 선언하는 선언식이다. 사춘기에 아이들이 부모에게 독립을 선전포고하듯이 엄마도 가족에게 이런 선언이 필요하다.

갱년기는 빠를 수도, 느릴 수도, 아주 길 수도 있다

40대 초반에 폐경된 사람도 있고, 쉰여섯 살까지 여전히 생리를 하는 사람도 있다. 보통 생리를 길게 하면 좋다고 생각하고 생리가 끊어지면 큰 문제가 있는 것이 아닌가 생각하기도 하는데, 이것은 가족력이나 개인의 체질적인 문제일 뿐이고 폐경의 시기를 가지고 건강의 문제가 있다고 단정할 필요는 없다.

예를 들면, 자궁이 아예 발달이 안 된 사람이나 일찍 자궁 절제를 한 사람들도 그 시기에 몸 관리를 잘만 한다면, 이후 건강하게 사는 데 전혀 지장이 없다. 오히려 지겨운 생리를 안 해서 좋고 갱년기를 안 겪어서 좋다고 생각하는 사람도 있다. 여성을 생식의 도구로 생각하던 시절에는 폐경이 부끄러운 일이었지만, 이제는 자유롭게 폐경을 밝히는 시대가 됐다.

갱년기가 되어도 생리는 여전히 정상적이면서 갱년기 증상만 나타나기도 하지만 대부분은 생리주기가 길어지거나 짧아지고 몇 개월씩 생리를 안 하다가 다시 하기도 한다. 오히려 생리주기가 짧아져서 2주 간격으로 생리하는 경우도 있다. 보통 마흔네 살 이후가 되면 한 번씩 생리가 불규칙해지거나 양이 달라지는 경험을 하게 된다. 생리 양이 줄고 주기가 길어지기도 하고 생리 양이 많으면서 주기가 짧아지기도 한다. 주기를 건너뛰는 경우도 있는데, 대체로 생리를 정상적으로 하던 사람이나 생리전증후군이 심했던 사람들은 이런 생리 변화에 따라 생리전증후군이나 생리통이 더 심해지고 자궁에 여러 변화가 나타나기도 한다.

✓ 자연적인 폐경기

정상적인 여성은 마흔다섯에서 쉰다섯 살 사이에 폐경이 서서히 찾아온다. 이 시기에 갱년기증후군이 나타나는데 갱년기 증상이 경미했다가 서서히 심해지거나 사라졌다가 다시 나타나기도 한다.

갱년기 증상은 사람마다 달라서 정신적인 부분이나 감정적인 부분이 심할 수도 있고 생리 변화와 함께 다양한 신체 증상이 나타나기도 한다. 갱년기는 자연스러운 기간이다. 따라서 몸의 변화에 따라 환경을 변화시키면서 자연스럽게 호르몬의 변화에 적응해 가도록 생활습관을 만들어가면 특별한 치료를 받지 않아도 갱년기 증상은 좋아질 수 있다.

✓ 조기 폐경기

30대나 40대 초반에 일찍 폐경이 되는 여성에게 해당된다. 여러 질병이 있는 경우일 수 있고, 스트레스가 심한 경우에도 올 수 있다. 보통의 갱년기에 비해 폐경으로 가는 기간이 1~3년 정도로 짧다.

조기 폐경은 변화의 기간이 짧기 때문에 신체가 호르몬의 변화에 충분히 적응을 못해서 심각한 갱년기 후유증을 겪을 수 있다. 이때는 각별히 몸 관리에 신경을 쓰고 호르몬 치료나 자연치료에 관심을 가져야 한다.

✓ 인위적인 폐경

수술로 인해 생식기관이 손상됐거나 제거된 경우 방사선 치료나 화학요법을 받았거나 약물로 인해 폐경이 된 경우다. 이렇게 갑작스러운 폐경을 경험한 여성들은 나이와 상관없이 갱년기 증상을 경험한다. 대체 호르몬을 처방받지만 호르몬을 복용하는 기간 중에도 갱년기 증상이 나타날 수 있다.

이렇게 갑자기 호르몬의 단절이 온 경우에는 새로 복용하는 호르몬이 인체의 기능을 따라갈 수 있도록 유지하는 기간이 필요하다. 그러면서 갱년기에 준하는 4~5년의 기간 동안 몸이 서서히 단련되도록 관리할 필요가 있다.

☑ 인위적인 폐경을 겪은 30대 여성

얼마 전 30대 여성이 난소 질환으로 난소와 자궁절제 수술을 받은 후 내원했다. 30대 초반이었는데 식은땀이 나고 열이 올랐다 내렸다 하면서 한두 달 만에 체중이 10kg 넘게 증가했다.

마침 어머니가 갱년기 중이어서 갱년기 증상을 알고 찾아왔는데, 병원에서 처방받아 호르몬제를 복용하는데도 증상이 심했다. 한방에서는 현재 심각한 증상인 상열감과 식은땀이 나는 증상을 치료하면서 전체적인 붓기를 빼고 갱년기 보약을 처방해 인체가 복용하는 호르몬의 흡수와 활용을 잘할 수 있도록 치료한다.

붓기가 빠지고 몸이 정상화되면서 서서히 체중이 줄기 시작했다. 수술로 호르몬 분비기관을 제거하면 아무리 호르몬제를 복용한다고 하더라도 한동안은 후유증이 생긴다. 여성호르몬의 부족분을 당장 복용하는 호르몬이 대체해도 인체는 이것에 적응하는 시간이 필요하다. 폐경에 맞춰 이에 적응할 충분한 시간적인 여유가 없었기 때문에 후유증을 겪는 것이다.

이럴 때 인체가 겪는 많은 부작용을 해결해주면서 자연스럽게 호르몬제에 적응할 수 있도록 유도하고 다른 분비기관들이 빨리 대처할 수 있도록 환경을 만들어줘야 한다. 수술만이 아니라 갑작스럽게 폐경을 맞이하거나 심한 호르몬의 후유증을 겪는 경우에도 마찬가지다.

갱년기는 나를 재정비를 하는 기간

내가 마흔아홉 살이 되면서 갱년기 증상보다 더 힘들었던 것
은 체중 관리였다. 20년간 50kg을 유지했었는데 점점 체중이
늘더니 매년 꾸준히 체중이 늘어나는 것이 눈에 보였다. 오후
가 되면 피로가 몰려오고 단것을 먹기 시작하면서 옷이 끼고
불편하기 시작했다. 고무줄 치마를 즐겨 입고 헐렁한 옷으로
바꾸면서 체중은 걷잡을 수 없을 정도로 올라가기 시작해서,
어느 날 위기의식을 느끼는 상황이 되었다.

밥 한 끼만 줄여도 감량이 되던 예전의 몸이 아니라 이제는
물만 먹어도 찌는 기분이 들었다. 갱년기에는 방심하면 순식
간에 6~10kg까지 늘어나며, 한 번 찐 체중은 웬만한 노력으로
다시 돌리기가 힘들어진다. 이것은 이제 나의 노화 시계가 빠
른 속도로 흘러가고 있다는 것을 의미한다.

갱년기는 정신, 건강, 외모에 가장 큰 변화가 일어나는 시기
다. 그래서 큰 파도가 몰려오는 것처럼 충격을 많이 받으면 다
시 회복될 수 없는 노화의 늪에 빠질 수밖에 없다. 그러나 이

모든 상황을 앞두고 하나하나 차근차근 대비해 나간다면 마음은 더 단단해지고 정신은 더 여유롭고 건강해지며 더 젊고 날씬한 몸으로 앞으로의 인생을 당당하게 살아갈 수도 있다. 이것은 내가 나를 어떻게 리모델링할 것인가에 달려있다.

2
갱년기에 나타나는 가장 큰 변화

분노의 힘

"내가 아닌 다른 사람이 내 안에서 불쑥 튀어나와요."

갱년기 증상을 치료하러 온 여성이 자신이 문득문득 하는 행동에 상처받는 가족과 직원들 때문에 치료를 받아야겠다고 했다. 갱년기가 되면 내 안에서 나도 모르는 내가 튀어나올 때가 있다. 이것이 '분노의 감정'이다. 분노는 나쁘다고 생각할 수도 있지만 분노의 감정이 때로는 용기와 힘을 줄 때가 있다.

친하게 지내던 모 회사 부장님은 시어머니를 모시고 살았다. 오십이 넘은 어느 날 시어머니가 '이제 네가 호랑이도 무서워서 도망간다는 오십이 되었구나'라고 하시며 많은 부분을 이해하고 넘어가더라는 얘기를 한 적이 있다. 갱년기가 되면 난소에서 분비되는 에스트라디올이라는 에스트로겐이 줄어들면서 부신에서 분비되는 남성호르몬인 안드로겐이 에스트론이라는 호르몬으로 전환되어 에스트로겐의 역할을 한다.

갱년기 이후 분비되는 안드로겐의 영향으로 목소리는 커지고 이전에 하지 못했던 말을 과감하게 할 수 있는 용기가 생긴다. 갱년기에 접어든 나 역시 어느 날 크게 남편에게 화를 표출한 이후에 마음에 안정이 찾아왔는데, 지적인 여성의 품위와 자존심과 그 동안의 모든 이성적인 인내심을 한번은 풀어버리고 싶었다. 이것이 갱년기가 내게 준 큰 용기였다. 가식의 껍질을 벗어버린 나는 모든 일에 자신감이 생겼다.

갱년기가 되면 나도 모르게 짜증을 내고 있고 이유 없이 화가 나기도 한다. 상대편이 특별히 잘못한 것이 없는데도 마음에 안 들고 트집을 잡고 싶어진다. 생리전증후군이 심했던 사람들은 갱년기에는 특히 더 감정이 예민해질 수 있다. 제어를 잘 하다가도 어느 날 갑자기 다른 사람이 된 듯이 소리를 지르고 있는 자신을 발견한다.

갱년기에는 시상하부와 뇌하수체에서 분비되는 생식샘자극호르몬의 수치가 높은 상태를 유지한다. 지속적으로 호르몬이 분비되려면 뇌에는 많은 에너지가 필요하고 다른 분비 호르몬에 영향을 미친다. 평소 뇌를 많이 사용하는 일을 하던 사람이나 불면증이 심한 사람, 스트레스 강도가 높은 사람은 호르몬 분비 고갈상태에 빠지게 된다. 그러면 다른 호르몬의 분비저하로 이어지며 짜증과 분노를 유발한다. 인삼양영탕*은 뇌에 혈액을 공급하면서 흥분된 뇌를 가라앉히는 효과가 있는데, 갱년기로 집중력이 떨어지고 짜증이 많은 사람이 복용하면 정서적으로 편안함을 느낀다.

갱년기에 실수를 자주하고 잘 잊어버리고 피로감을 느끼는 이유도 뇌의 활동량이 갑자기 늘어나서 피로감을 자주 느끼기 때문에 잠깐잠깐 일을 쉬는 과정이다. 자책하지 말고 수시로 생각을 멈추고 명상을 하거나 뇌에 좋은 영양분을 공급해주는 것이 필요하다. 일의 양을 줄이고 잠을 푹 자려고 신경 쓰는 것도 뇌를 건강하게 만드는 방법이다.

뇌가 힘든 과로 상태만 아니라면 적당한 분노는 생활에 활력이 될 수도 있다. 하고 싶은 말을 할 용기도 생기고, 짜증 나던 직장 상사에게 대들어 볼 용기도 생긴다. 새로운 일을 배우거나 시도할 용기도 생기고 멀리 혼자 여행을 떠날 자신감도 생긴다. 이와 같이 끓어오르는 분노를 없애려고만 하지 말고, 이 분노로 나를 바꾸고 주변을 움직일 힘으로 사용해본다면 충분히 긍정의 에너지로 작용할 수 있다.

자궁의 변화

여성은 열두 살 때부터 성호르몬의 분비가 늘어나기 시작한다. 초기에는 무배란성 출혈이 몇 년 동안 지속되다가 배란이 되면서 본격적인 가임이 가능한 자궁의 상태를 만든다. 배란과 자궁이 빠르게 성장하는 시기가 사춘기고, 이후 스물네 살부터 서른여섯 살까지가 배란과 임신이 가장 잘되는 시기다.

서른여덟 살이 지나면서 난소의 기능은 서서히 쇠퇴하기 시작한다. 그러다 마흔두 살 이후부터 일부 여성들은 생리의 변화를 경험하며 주기가 길어지고 생리 양이 줄어들거나 한 번씩 거르는 경험을 한다. 생리를 몇 개월간 거르기도 하고 양이 많았다 줄었다를 반복하기도 한다. 이때부터 난소의 기능이 떨어지면서 성숙한 난자의 개수가 줄어들면서 폐경의 길로 들어선다. 에스트로겐의 갑작스런 감소는 불규칙한 생리, 생리

양의 변화, 안면홍조와 발한, 질 소양감, 방광염과 소변이상 등의 증상을 일으킬 수 있다. 골다공증이나 심혈관 질환이 오기도 하는데 개인마다 증상이 있기도 하고 없을 수도 있다. 이러한 불규칙적인 생리 변화는 자연스러운 변화이기 때문에 마음을 편하게 먹고 적응을 해나가면 되지만, 불편한 증상들은 방치하지 말고 적절한 치료를 받는 것이 좋다.

반면 생리주기가 오히려 당겨지면서 양이 많아지고 생리통도 심해진다면 에스트로겐의 분비량이 많아지는 반면 프로게스테론은 감소하기 때문일 수 있다. 에스트로겐의 과다 분비는 생리시 비정상적인 과다출혈, 자궁내막 증식증, 자궁내막암 등을 일으킬 수 있다.

갱년기가 되어 업무량이 많아지고 피로가 누적되면 갑작스러운 폐경을 맞이하게 된다. 또한 집안에 큰일이 발생하거나 충격을 받아도 폐경이 예정보다 빨라질 수 있다. 이런 폐경은 난소의 기능정지 상태를 만들고 분비되던 호르몬의 갑작스런 단절로 갱년기 증상이 급박하게 나타난다.

최근에 친구가 3개월간 생리를 하지 않아서 폐경이라고 생각했는데 갑자기 등에 열이 심하게 오르더니 오한이 들기도 하고 극심한 피로를 일주일째 느낀다며 찾아왔다. 보기에는 분명히 바이러스 감염인데 어디에도 염증은 보이지 않았다.

갑상선이 부어있고 결절이 컸으며 경미한 갑상선 항진수치가 나타났다.

어떤 항생제를 먹어도 효과가 없고 매일 영양주사를 맞아도 소용이 없었다. 결혼한 지 12년 만에 쌍둥이를 낳아서 한창 육아를 열심히 하면서 사업까지 하는 중에 갑자기 나타난 몸의 변화였다. 갱년기 증상이 전혀 없을 정도로 건강했다가 1년간 너무 많은 일들을 겪으면서 생리가 단절된 상황이 되니, 갑자기 뇌에서 분비되는 성선자극호르몬의 양이 많아졌다. 이 영향으로 갑상선 기능에 문제가 생겨서 항진증이 나타난 것이다.

갑상선은 피로가 누적되면 염증 상태가 되고 일시적인 항진 증상을 보이게 된다. 일을 줄이고 잠을 많이 자게 하며 몸을 회복시키는 보약을 처방해 호전된 경험이 있다. 전형적인 갱년기 증상이 아니면 환자나 의사나 모두 혼란에 빠지게 되며, 환자는 병원의 이과 저과를 옮겨 다니면서 에너지를 낭비하곤 한다. 이럴 때는 전반적인 나이와 업무 환경, 가정 상황, 나타나는 증상을 통해 병의 원인을 유추할 수밖에 없다.

갱년기 우울증

통계적으로 여성은 남성에 비해 우울증을 느끼는 빈도가 높다. 여성이 남성과 다른 점은 자궁과 난소가 있고, 에스트로겐과 프로게스테론이 매달 끊임없이 변화하며, 생리와 임신을 한다는 사실이다.

여성이 우울증을 경험하는 과정은 크게는 첫 번째 사춘기, 두 번째 출산 후, 세 번째 갱년기다. 생리 전에 우울증이나 감정변화가 심한 사람도 있다. 모든 사람이 우울증을 경험하지는 않지만, 정신이 건강한 사람조차도 어쩔 수 없이 우울감에 빠지는 것은 여성의 뇌 활동이 여성호르몬의 변화에 민감하게 영향을 받기 때문이다.

한의원에서 2년간 하루도 빠짐없이 한약을 복용한 여성이 있다. 명문대를 졸업한 엘리트 변호사인데, 어느 날 찾아와 자신의 생리 전 우울증을 치료할 수 있는지 물었다. 평소 밝고 에너지가 넘치는 사람이었다가 생리 2주 전만 되면 갑자기 기분이 다운되면서 눈물이 뚝뚝 떨어지고 죽고 싶다는 것이다. 그런데 신기하게 생리를 시작하자마자 이 증상이 사라진다는 것이다. 정말로 자신의 내면에 지킬박사와 하이드 같은 이중인격이 있는 것 같다고 말했다.

이 환자의 업무 환경을 보니 외국과의 소송 사건이 터지면 몇 주씩 잠을 안 자면서 서류를 뒤지며 일을 해야 하는데, 한 치의 오차도 허용되지 않는 일이었다. 연봉이 높은 만큼 일의 강도와 정확성도 어마했다. 뇌가 하루에 쓸 수 있는 에너지는 제한적이고, 밤이 되면 뇌는 휴식을 취하면서 내일 쓸 호르몬을 만들어내야 한다.

그런데 뇌가 사용할 에너지를 다 사용해버리면 뇌는 만성 피로 상태에 빠진다. 생리 과정은 자궁과 난소만의 일이 아니라 뇌에서 명령을 내리고 계속 주시하는 일이기 때문에 생리 기간이 되면 뇌가 피로를 느낄 수밖에 없다. 이 환자 같은 경우는 뇌에서 스트레스에 대처할 호르몬과 기쁨을 주는 호르몬의 분비량이 저하되면서 우울 상태에 빠진 것이다.

생리전증후군이 심한 것을 보면 에스트로겐과 프로게스테론의 분비량도 충분하지 못한 듯하다. 뇌를 편하게 하고 뇌에 영양을 공급하는 치료에 집중하는 한약을 처방했더니, 약을 먹으면 증상이 사라지는데 하루만 안 먹으면 바로 증상이 시작된다고 했다. 1년을 장복했더니 복용의 횟수를 줄이거나 빼먹어도 증상이 나타나지 않고 6개월을 더 복용하고 나서는 거의 좋아졌다. 이런 예를 통해 뇌의 피로가 정신 건강에 얼마나 안 좋은 영향을 미치는지 알 수 있다.

갱년기 우울증은 증상이 대체로 경미하기 때문에 당장 약을 복용하는 것보다 일을 잠시 줄이고 여행을 다녀오거나 규칙적인 운동을 하고 친구들과 즐겁게 놀면서 기분전환만 해도 좋아진다. 이것으로도 나아지지 않으면 약이나 갱년기 보조제를 먹으면 도움이 된다.

2주 이상 우울증이 개선되지 않고 끊임없이 안 좋은 생각이 떠오른다면 좀 더 심각하게 생각하고 전문 의료기관을 찾아가 상담을 받고 적극적인 치료를 받아야 한다. 가족에게 협조를 구하고 주변의 도움을 받는 적극적인 노력도 필요하다.

갱년기 우울증은 누구나 올 수 있는 자연스러운 것이며 결코 부끄럽거나 이상한 것이 아니다. 자신을 탓하지 말고 질병으로 받아들이고 적극적으로 치료하려는 자세가 반드시 필요하다.

갱년기 증상

✓ 안면홍조와 상부열감

갱년기 증상이라고 하면 대표적인 것이 얼굴이 붉어지고 등이 뜨거워지면서 땀이 나는 증상이다. 이 세 가지 증상이 나타나면 누구나 갱년기 증상임을 알지만 이 중 한 가지만 나타나거나 부위가 바뀌면 갱년기 증상인지 구분이 안될 때가 있다. 현대의학에서도 이 세 가지 갱년기 증상의 원인과 기전이 정확히 밝혀지지는 않았다.

그래서 갱년기 증상이 심하다면 제일 먼저 여성호르몬을 검사해서 호르몬이 정상인지를 보게 되는데 의외로 정상인 사람들이 꽤 있다. 가끔 여성호르몬의 분비가 부족하거나 여성호르몬을 자극하는 호르몬의 분비량이 높으면 여성호르몬제인 에스트로겐이나 에스트로겐-프로게-테론 복합제를 투여하기도한다. 하지만 명확한 호르몬의 분비이상인 경우에는 효과가 있으나 호르몬의 이상이 아닌 경우에 복용하게 되면 불편감이 있거나 유방암의 위험성이 커지므로 주의해야 한다.

자궁과 난소의 기능이 떨어지면 혈액이 부족해지고 허해진 기능으로 열이 발생하는데, 이것이 주로 얼굴이나 상체로 올라와 늘 더운 것이 아니라 주기적으로 더웠다 식었다를 반복한다. 그렇게 주기성을 띠면서 밤에 심한 경향이 있다. 한방 치료는 부족한 혈을 보하는 처방을 하면서 허열을 내리는 약을 쓴다. 흔히 피곤하면 나이와 원인에 상관없이 홍삼을 먼저 먹는 사람들이 많은데, 홍삼은 인삼 성분으로 부족한 양기를 보충해주는 한약이다.

따라서 혈이 부족한 음허열의 경우에는 도움이 되지 않는다. 갱년기 상열증은 혈을 보하는 사물탕*에 몸의 기능을 회복시키는 이진탕*을 합하고 음허열을 내리는 지모황백을 추가해서 처방하는데, 이것은 혈을 보하고 몸 안에 뭉친 기를 펼쳐서 위로 올라가는 열이 내려와 하체로 골고루 퍼지도록 하는 처방이다.

체질에 따라 어떤 사람은 얼굴만 붉어지는 사람이 있고, 등이 아니라 배나 다리에 열이 나거나 밤에만 심하게 열이 나는 사람도 있다. 이런 증상도 시기별로 기복이 있고, 부위나 증상이 변화하기도 한다. 이것은 에스트로겐의 작용이 전 신체에 미치기 때문에 돌아가면서 증상이 달라지거나 특히 취약한 부분에 더 증상이 심하게 나타나기 때문이다.

✓ 불면증과 야간 소변

갱년기에 가장 불편한 것이 불면증과 밤에 소변을 보러 자주 깨는 증상이다. 갱년기 열은 낮보다는 밤에 더 심해진다. 밤에는 뇌가 차가워져야 잠이 잘 오는데, 뇌에 열이 나면 밤에도 안정이 되지 않고 잡념이 많아지거나 열과 땀 때문에 불편해서 자주 깨게 된다.

또한 방광에 열이 차면 소변이 차지 않았는데도 뇌를 자극해서 소변을 보고 싶은 욕구를 일으킨다. 낮에 소변을 자주 보거나 잔뇨감을 느끼는 경우도 이것은 질 속에 에스트로겐 분비가 적어서 질이 건조하고 예민해지기 때문이다.

✓ 관절통과 골다공증

갱년기 노화의 가장 큰 특징은 근육이 빠지고 뼈가 약해지는 것이다. 근육의 합성과 뼈의 골 형성이 부족해지므로 평소처럼 운동하고 생활해도 자연스럽게 근육과 뼈가 약해진다. 아침에 일어나면 손이 뻣뻣하고 발바닥이 아픈 증상이 생기고 자주 여기저기가 쑤시고 저리기도 한다.

아침에 일어나서 반드시 간단한 스트레칭을 해주고 손과 발을 마사지해주면 바로 풀리고 부드러워질 수 있다. 관절 약을 먹기보다는 이전보다 단백질과 칼슘이 함유된 음식을 신경 써서 챙겨 먹고 가벼운 운동을 매일 30분 이상 꾸준히 해서 근육이 줄지 않도록 신경 쓰는 게 더 좋다.

갱년기 증상은 몸에 나타나는 증상들이기 때문에 바로바로 인지가 되지만 갱년기가 지나 폐경이 되면 그 후폭풍이 만만치 않다. 갱년기에 나타나는 여러 증상들은 이러한 후폭풍을 미리 대비하라는 신호다. 그러므로 이전의 습관을 정비하고 새로운 습관으로 나의 미래를 설계하는 지혜가 반드시 필요하다.

3
갱년기를 극복한 여성의 특징

50대 여성인 B는 학교 교사이면서 두 아이의 엄마로, 결혼 이
후 전세로 살다가 최근 아파트를 장만했다. 두 아들 중 어려서
부터 천재 소리를 들었던 큰아들은 진로를 정하지 못한 채 2년
째 방에 틀어박혀 있고, 잦은 친척들의 방문으로 주말에도 쉬
지 못하는 날이 많았다.

이런 상황에서 B의 분노가 터지기 시작했다. 1시간이 넘게
운전해서 가야 하는 학교는 매일 사건 사고가 터지고, 나이가
들었다고 여러 업무를 주며 책임을 지게 하는 상황이었다. 남

편은 정년을 앞두고 지방으로 발령을 받아서 퇴근 후에는 집에 있는 아들의 식사도 챙겨야 했다. 그런데 집에 오면 너무 지쳐서 눕고 싶고 일어날 힘도 없었다. 원래도 체력이 약한데 갱년기가 시작되면서 수시로 머리가 아프고 구토를 하고 밤에는 잠이 안 와서 자다가 여러 번 깼다. 생리는 하다가 몇 달씩 거르기도 하는데, 생리를 거르면 몸이 붓고 순환이 안 되면서 여기저기가 더 아팠다.

결국 B는 남편에게 이제는 친지들의 모임은 밖에서 하되 자신은 나가고 싶을 때만 나가겠다는 의사를 명확히 했다. 뿐만 아니라 큰아들에게도 스스로 식사를 차려 먹고 병원도 혼자서 찾아가도록 했다. 평일에는 집안일을 줄이고 간단한 운동을 한 뒤 휴식을 취하고, 주말에는 푹 쉬는 시간을 갖기로 마음먹었다.

그러면서 전반적인 갱년기 증상이 차츰 안정되고 마음도 편안해지기 시작했다. 평소 체력이 약해서 몸에 무리가 된다 싶으면 바로 쉬고 매일 걷기 30분과 주 2회 요가를 빠지지 않고 챙겼다. 방학 중에는 친구들과 여행을 가거나 못 보던 친구들을 만나면서 개인적인 여가시간도 가졌다.

몸을 위해서 갱년기 영양제도 먹고 병원에서 여러 검사도 주기적으로 받으면서 규칙적으로 통증 치료를 받았다. 차츰 생리통과 두통이 사라지면서 심한 구역감도 없어지고 체력이 많이 회복되었다. 생리도 다시 규칙적으로 했다. 친지들도 처음에는 당황하고 놀란 반응이었지만 어느 정도 이해하고 연락할 때도 조심스럽게 하고 모임 참석도 강요하지 않았다. 처음에는 황당해하던 남편도 아들도 B를 이해하고 가사에 협조하기 시작하면서 이제 비로소 자신의 일과 몸을 챙기는 일에 온전히 집중할 수 있었다.

지금은 남편과 자식들과의 관계도 한결 편안해졌다. 오히려 외식이나 간편식품을 주로 먹던 가족들이 건강한 식단으로 바꿨고 식단도 간소화했다. 돈의 소비도 바뀌어서 자신이 버는 돈의 일부는 피부를 관리하거나 나가서 공연이나 친구들을 만나는 데 사용하고 나름 젊은 스타일의 옷에 관심을 갖고 꾸미기 시작했다. 일을 그만두면 무슨 일을 하면서 살까를 계획하며 지금은 이전보다 더 건강하고 자신감 넘치는 모습으로 살고 있다.

B는 전형적인 아내, 엄마, 며느리, 교사로서의 의무에 지쳐 있었다. 많은 여성들이 수많은 의무로부터 고통받지만, 그걸 감수하며 살아간다. 하지만 이제는 스스로 자신의 힘든 상황과 버거움을 당당히 말하고 협조를 요청해야 한다.

이제는 갱년기가 사회적으로 충분한 이해와 합의가 가능한 시대가 되었기 때문에 자신의 한계를 제대로 이해하고 줄일 것은 줄이고 뺄 것은 빼서 나를 챙기고 돌볼 시간을 갖는 것이 좋다. 또한 몸 상태를 정확히 파악하고 이에 맞는 적절한 치료를 받는 것도 중요하다.

생리전폭식증을 극복한 갱년기 여성

생리 전 일주일부터 심한 폭식증으로 주체할 수 없다는 여성 C가 찾아왔다. C는 원래도 생리전증후군이 심해서 몸이 많이 붓고 짜증이 나고 피로가 심했는데, 갱년기가 되면서 생리가 2주 간격으로 줄었고 생리 양이 많아졌으며 생리 전에 나타나는 폭식증이 너무 심해서 그대로 먹으면 3kg이 넘게 쪘다. 생리가 끝나도 체중이 전혀 줄지 않아서 내원했다.

　C는 생리전폭식증만 고치겠다고 했지만 진료를 해보니 빈혈과 어지럼증이 심해서 빈혈 주사를 맞아야 할 정도였고, 늘 피곤하고 몸이 부어있는 상태였다. 성격이 예민해서 아무 데서나 배변을 못 하고 잠도 푹 자지 못했다. 소화가 안 되고 답답하고 가스가 자주 찼다. 생리 때는 하혈이 심하고 생리통도 심했다.

몸이 안 좋아서 건강보조식품을 많이 챙겨 먹고 있었는데, 이름을 알 수 없는 외국에서 온 건강보조식품까지 열 가지 이상을 복용하고 있었다. 폭식증이 심해서 배고픔을 주체할 수 없어서 얼음을 씹어먹을 정도였다. 신기하게 생리를 시작하면 폭식증이 사라지는데, 문제는 생리주기가 짧아서 잠깐 멈추다가 다시 폭식증이 시작된다는 것이다.

C는 체력이 약하고 늘 피로를 달고 살지만 남편이 활동적이어서 매일 외식을 하고 골프와 운동을 자주 하며 일주일에 한 번은 요양원에 계신 시부모님을 뵈러 가야 했다. 늘 남편과 함께하면서 남편의 체력을 도저히 따라 할 수 없는 사람이 쉬지 못하니 피로가 없어질 틈이 없었다. 여기에 갱년기가 오면서 스스로 감당할 수 없는 상황이 되어 건강보조식품에 의지하며 살고 있었다.

일단 건강보조식품을 중요한 것 위주로 세 가지만 복용하게 하고 나머지는 모두 중단하도록 했다. 일주일에 하루는 쉴 수 있는 날을 정해서 운동도 하지 말고 무조건 쉬라고 했다. 빵이나 면 같은 탄수화물은 끊고 단백질과 지방, 채소 위주의 식사를 하게 하고 단백질은 평소의 두 배로 섭취하도록 했다. 밤에 잠을 푹 잘 수 있는 환경을 만들고, 저녁에는 운동과 식사를 줄이고 반신욕이나 마사지를 해서 몸을 풀어주도록 했다. 빈혈

이심해서 양방의 빈혈 주사를 병행했다.

일을 줄이고 잠을 잘 자면서부터 몸의 피로가 줄어들고 빈혈 치료가 되면서 폭식증도 진정되기 시작했다. 몸이 붓는 것이 호전되고 근육통과 소화불량 증상도 많이 개선되었다. 부종이 빠지면서 체중이 감소했고 급격한 체중 변화도 나타나지 않았다. 이전에 비해 체력이 많이 회복되었고, 늘 피곤을 달고 살던 것도 많이 없어졌으나 폐경이 임박하면서 나타나는 생리불순은 기다리는 수밖에 없었다.

또한 자신의 몸 컨디션에 맞게 계획을 짜고 운동도 과하게 하지 않고 적절한 휴식을 취하기로 했으며, 고단백 음식으로 영양을 보충해서 골다공증과 빈혈을 예방하기로 했다.

C는 원래 체력이 약하고 빈혈이 있는 사람이 과로하면서 갱년기가 빨리 오고 생리주기도 당겨지면서 빈혈 정도가 심해서 상대적으로 폭식증이 발생한 것이다. 단백질과 지방의 섭취는 몰려오는 폭식증을 해결해주지만 빈혈을 같이 치료해줘야 한다. 잠을 푹 자고 휴식 시간을 많이 늘리면 그만큼 몸의 회복 시간이 확보되어 충분한 혈액과 호르몬을 만들어내게 된다.

몸이 예민한 것도 불면증도 폭식증도 만성적인 피로가 원인일 수 있다. 또한 좋다고 여러 성분의 건강보조식품을 한 번에 섭취하면 소화장애를 일으키고 서로 간의 간섭 작용으로 효과가 반감되며 부작용이 발생할 수 있다. 건강식품이든 양약이든 한약이든 복용할 때는 자신에게 우선적으로 필요한 것만 선택해서 복용하고 나머지는 순차적으로 고쳐나갈 필요가 있다.

갱년기 이후에 더 활기차고 건강한 여성으로

예순 살의 여성 L은 마흔여덟 살 때부터 늘 두통을 달고 살고 눈이 안 좋아서 수술도 여러 번 했다. 위염도 있었고 잠도 푹 못 자서 예민한 편이었다. 아픈 부모님을 모시면서 자신의 건강을 잘 챙겨야겠다고 생각한 L은 만성 두통을 치료하고 위염과 불면증도 고치고 싶다며 찾아왔다.

두통과 불면증이 치료된 후에도 주기적으로 내원해 건강상담을 받고 치료를 받았는데, 언제나 체중이 52kg을 벗어난 적이 없었다. 폐경이 된 지금까지도 건강과 외모가 처음과 변함이 없으며 체력은 오히려 전보다 더 좋아졌다.

L은 갱년기 증상을 전혀 모르고 넘어갔으며, 쉰여섯 살에 폐경이 되었는데 자연스럽게 생리가 끊어져서 폐경 이후에 경미한 열감 외에는 아무런 불편감이 없었다. 처음 찾아왔을 때는 예민하고 사소한 일에도 까다롭고 건강염려증이 많은 편이었

다. 하지만 지금은 스스로 건강 루틴을 찾은 다음부터 건강에 대한 자신감이 넘친다고 했다.

L의 건강 비결을 보면 자신의 증상에 필요한 적절한 치료를 받으면서 의사가 하는 주의사항을 잘 준수했다는 것이다. 예를 들면, 눈을 수술한 후 후유증을 눈 마사지와 충분한 눈의 휴식, 눈에 좋은 식품을 골라서 먹었다. 또한 두통과 불면증을 치료하기 위해서 물론 약을 복용하기도 했지만 요가와 수영을 규칙적으로 하면서 몸이 이완되고 근육이 골고루 형성될 수 있도록 관리했다. 요가는 저녁에 숙면을 취하는 데도 도움이 되었다. 음식 섭취도 하루에 한 끼는 영양을 골고루 챙겨서 섭취하고, 나머지는 간단한 음식으로 먹어서 몸에 필요한 영양소를 적절히 배분하면서 체중을 유지하는 정도의 식사량을 유지했다.

또한 여행을 다녀와서 체중이 늘고 변비가 생기면 반드시 식단을 조절해서 체중을 줄이고 변비를 해결했다. 나와 상담할 때는 자신의 컨디션과 현재 상태를 자세히 설명하고, 이에 따른 식사법이나 생활습관을 잘 지켜나갔다.

L은 이렇게 자신의 몸에 대한 꾸준한 관리를 통해 안전한 갱년기를 넘어서 더 건강한 갱년기 이후의 건강 상태와 젊은 외모를 유지하고 있다. 구부러지지 않고 탄력 있는 체형과 날씬

한 몸매, 건강한 피부와 관절 건강, 자신감 넘치는 모습 등은 치료를 한 내게도 부럽고 귀감이 된다.

갱년기 증상은 사람, 환경, 성격에 따라 다를 수 있다. 갱년기 이후 몸의 체질은 대체로 어머니의 상황을 이어받기도 한다. 그러나 이에 앞서 갱년기를 잘 극복하고 갱년기 이후에 더 건강하고 아름다운 상태를 유지하는 길은 자신에게 있다. 당연히 결코 늦추어서도 미루어서도 안 된다.

몸의 노화는 서서히 일어나고 한 번 잃어버린 건강은 한 번에 되찾을 수 없다는 것을 명심하고, 오늘부터 자신을 돌아보며 몸을 돌볼 시간을 확보하기를 바란다.

4
나만의 갱년기 계획 세우기

아무것도 모르는 철없던 시절 대학을 갓 졸업한 나는 친구와 함께 어느 산악회 지리산 산행에 동참한 적이 있다. 등산이라고는 대학 MT 때 밤새 술을 마시고 다음 날 산을 기어 올라가 본 몇 번의 경험이 다였다. 그랬던 나는 한여름 패션에 맞춰 반바지와 얇은 반팔에 가벼운 배낭을 맨 채 등반에 참여했다. 지리산이 어떤 산인지 천왕봉의 날씨가 어떤지도 모르고, 그저 낯선 남성들과 또래 친구들과 함께 가는 등반에 마냥 신나고 들떠있었다.

주변을 둘러보며 이런저런 수다를 떨며 올라가다 보니 어느새 날이 어두워졌다. 산 중반에 다다르자 늦가을 날씨처럼 싸늘해졌다.

천왕봉 바로 아래에 텐트를 치고 날이 샐 때까지 기다렸다가 해가 뜨면 다시 올라가는 계획이었다. 하지만 자정이 되자 체감되는 온도는 거의 한겨울 날씨처럼 추웠다. 얇은 긴팔 점퍼를 입고 오돌오돌 떨고 있는 나에게 누군가 비닐을 건네주었다. 텐트 속에서 비닐을 덮고 있어도 냉기가 사방에서 느껴져서 도저히 누워 있을 수가 없었다. 얼굴에 웃음기가 사라지고, 이제는 생존에 대한 불안감이 들기 시작했다.

산행은 특히나 지리산처럼 큰 산을 오를 때는 만반의 준비가 필요했던 것이다. 만약을 대비한 식량과 추위와 비를 대비할 방한복과 우비도 필수품이었지만 남자들은 텐트까지 메고 가야 하는 만큼 남을 배려할 처지가 아니었다. 자신을 보호할 준비는 스스로 해야만 하는 거였다.

텐트를 걷고 해뜨기 전에 정상까지 오르자 체력이 마침내 한계에 도달했다. 잠을 못 잔 데다가 추위에 떨어서 위액이 올라올 정도로 구역감이 몰려왔다. 거의 기어가다시피 하면서 힘들어하는 나를 바라보던 한 대원이 자신의 점퍼를 벗어주었다. 남의 도움을 받고 간신히 올라간 천왕봉에서 남들은 다 해돌이를 바라보며 감동을 느끼고 있는데, 나는 감동은커녕 힘든 몸을 진정시키며 빨리 내려가기만을 바랄 뿐이었다.

다행히 내려오면서 몸이 조금씩 회복되고 날씨도 따듯해져서 기분이 좋아지기는 했지만 차고 있던 팔찌와 목걸이는 걸리적거리고 신발은 불편했으며 패션만 신경 쓴 양말과 옷 등이 등산에 얼마나 안 맞았는지를 뼈저리게 느꼈다. 나의 무식함과 준비없음에 대한 후회와 부끄러움이 물밀듯이 몰려왔다. 이렇게 처음이자 마지막이었던 지리산 천왕봉 산행은 죽을 정도로 힘들었던 기억만을 남겼다.

등산처럼 갱년기는 질병이 아니라 누구나 일생에 한 번은 반드시 넘어야 하는 인생의 산과 같다. 누구에게는 동네 뒷산처럼 가벼운 산일 수도 있지만, 누군가에게는 에베레스트처럼 느껴질 만큼 혹독하고 괴로운 시간이 될 수도 있다. 장비를 갖추고 제대로 준비하고 넘어가지 않으면 죽을 고생을 하다가 겨우 힘겹게 넘어오거나 심각한 타격으로 갱년기가 지난 다음에도 큰 고생을 할 수도 있다.

그러나 미리 대비하고 준비를 철저히 한다면 내내 즐겁고 기억에 남는 산행이 될 수 있다. 나처럼 아무런 대비 없이 무작정 갔다가 많은 사람에게 폐를 끼치고 죽을 고생만 하고 겨우 넘어오는 산행이 되지 않으려면, 자신에게 맞는 갱년기 준비를 철저히 해두어야 한다.

갱년기 준비는 40대부터

갱년기 증상은 보통 40대 중반부터 시작되지만 스스로 몸이 예전 같지 않다고 느끼는 시기는 40대에 들어서면서부터다. 40대가 되면 30대처럼 밤 늦게까지 술을 마시는 것이 힘들고 야근이 두려워진다. 자주 피로를 느끼고 건강검진을 하면 주의하라는 수치가 여러 가지 있을 수 있다. 이런 몸의 변화를 느낀다면, 이제부터 몸 관리를 시작해야 한다.

40대부터 특별히 갱년기에 대한 대비를 할 필요는 없지만 체중, 콜레스테롤이나 지방간, 갑상선 호르몬, 생리주기 등이 정상인지 살펴봐야 한다. 수치에 이상이 있다면 안정된 수치를 위해 식단을 관리하고 필요한 치료를 받아야 한다.

40대부터는 일주일에 하루나 이틀은 1시간 정도 운동을 하고, 주말에는 잠을 푹 자서 몸의 피로를 완전히 풀어주는 것이 좋다. 비타민을 먹는 것보다 매일 과일 1개, 햇볕 15분 쬐기 등 자연적으로 비타민을 공급하려는 노력도 필요하다. 40대에는 병원에 대한 의존보다는 스스로 생활습관을 개선해서 해결하

려는 노력이 필요하다. 물론 치료를 받아야 하는 특별한 상황
이라면 규칙적인 치료를 받아야 한다.

마흔다섯 이후에는 증상이 없더라도
갱년기로 받아들여라

지금은 과거 여성들에 비해 갱년기와 폐경이 빨라지는 경향이
다. 마흔일곱 살에 폐경이 되는 분들을 종종 본다. 그러므로 마
흔다섯 살이 넘으면 자신이 갱년기 범주에 있다고 생각하고
대비하는 것이 좋다.

　생리주기, 생리 양, 생리전증후군 등을 살피고 정기적으로
자궁 검사를 받아야 한다. 식욕이 주체가 안 되고 피로감이 심
하다면, 업무를 줄이고 오후에는 잠깐 30분 정도 휴식 시간을
갖는다. 이것만으로도 식욕이 줄어들 수 있다. 단백질 섭취를
늘리고 운동을 하면 몸의 대사기능이 올라간다. 우울감이나
의욕저하가 심하다면 분위기를 전환하기 위해 여행이나 다른
즐거움을 찾아본다. 갱년기 초기에는 사람마다 느끼는 증상이
다르므로 자신의 감정과 욕구를 풀어주는 것이 필요하다.

갱년기 증상이 시작되면
가장 힘든 것부터 줄여 나가라

우리는 원더우먼이 아니다. 많은 여성이 마흔다섯 살이 넘어가도 스스로 원더우먼이 되려고 한다. 주변의 질타가 싫고 스스로 나약함을 보이기 싫어서도 있지만, 마흔다섯 살 이후의 여성들은 가정이나 직장에서의 요구사항이 많아진다. 자신의 능력이 저하되는 것과 무관하게 지워지는 짐들의 무게를 다 견딜 필요는 없다. 이 중에서 가장 무거운 것부터 내려놓는 연습이 필요하다. 완벽에 대한 부담을 버리고 이해와 협조를 구하는 쪽으로 나아가다 보면 주변의 도움을 받을 수 있다.

자신의 증상이 갱년기 증상인지 다른 질병인지를 판단하고 이에 맞는 치료를 받아야 한다. 갱년기라고 하면 주변에서 좋다는 여러 건강식품을 추천받을 수 있다. 그러나 이것이 자신에게 맞을 수도 있고 맞지 않을 수도 있다. 또는 피곤하다고 수액을 수시로 맞는 사람도 있다. 하지만 이런 자가 치료에 앞서 전문가에게 진단을 받고 원인을 찾아보는 것이 필요하다.

갱년기 증상은 사람마다 다를 수 있지만 특정 질병은 기전이 명확하다. 가장 위험한 것은 자신이 진단하고 자신이 처방을 내리는 것이다. 반드시 전문가의 검진을 받고 향후에 어떻게 대처할지를 고민해야 한다.

자신의 미래에 대한 계획을 세워라

갱년기가 되면 여러 가지 복합적인 생각이 몰려온다. 이럴 때 힘들다는 생각만 한다면 갱년기가 더 힘들고 지치게 된다. 자신의 체력과 상황에 맞게 미래에 대한 삶의 계획을 세우는 것이 좋다.

현재 자신이 감당하고 있는 짐을 그대로 유지할 수는 없다. 그렇다고 다 포기할 필요도 없다. 내가 꼭 해야 할 일, 앞으로 하고 싶은 일, 그리고 아직 하지 못했던 일들을 적어 보고 하나씩 계획을 세워가다 보면 부담이 줄어들고 마음도 편안해진다.

갱년기의 가장 큰 적은 두려움이다. 그러나 미리 계획하고 준비한 사람에게 두려움 따위는 없다.

3장

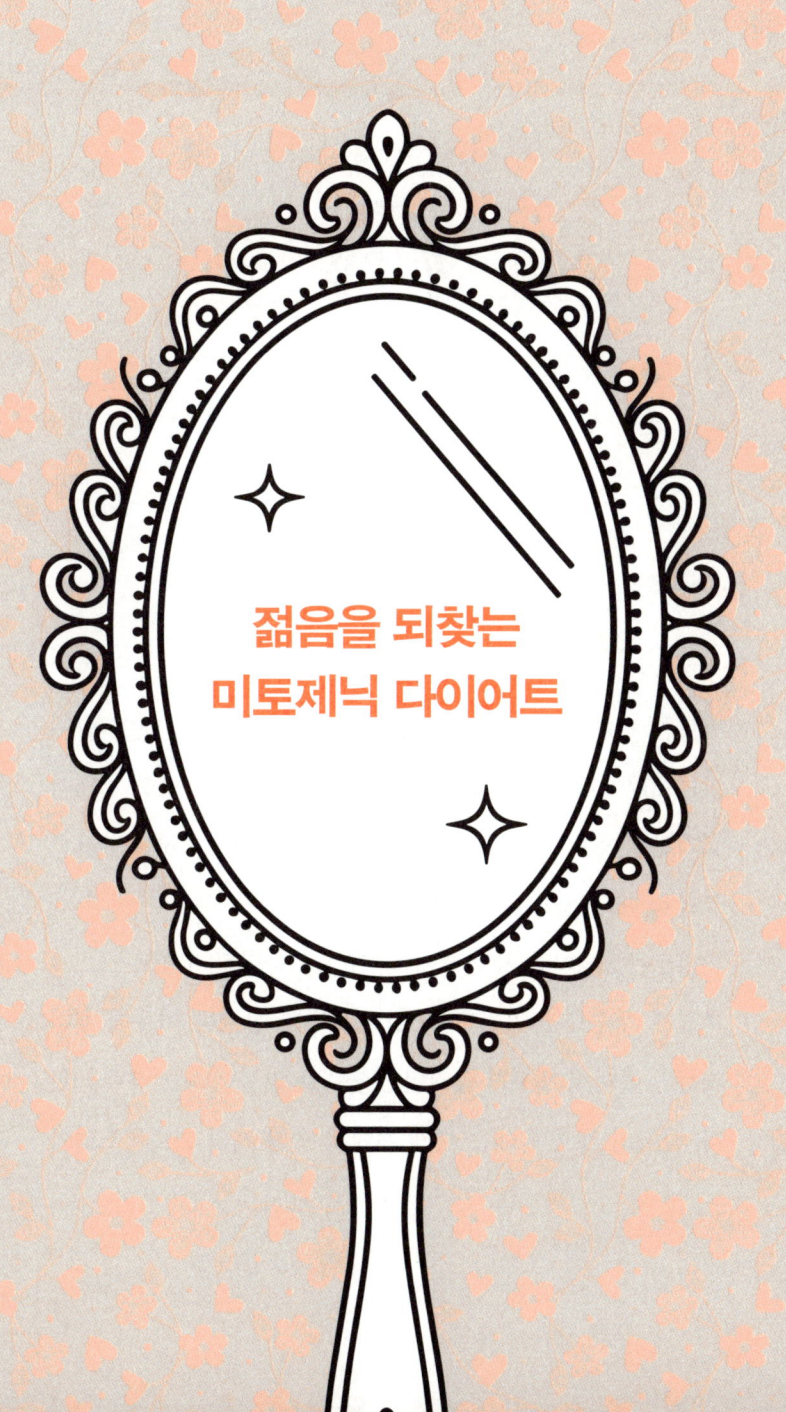

젊음을 되찾는
미토제닉 다이어트

미토콘드리아라는 이름은 누구나 한번은 들어봤을 것이다. 미토콘드리아가 에너지를 만드는 에너지 공장이라 것을 기억하겠지만 미토콘드리아가 우리 몸의 노화와 생명유지에 중요한 역할을 한다는 것까지는 모를 수 있다.

미토콘드리아는 세포 속에 존재하는 독립된 개체로 스스로 분열해 개수를 늘리기도 하고, 포도당과 산소를 이용해 에너지를 만들어서 세포가 움직이는 동력을 만들어내는 역할을 한다. 하나의 세포 속에는 수백 개에서 수천 개의 미토콘드리아가 존재해 생명을 유지시키고 움직이고 활동하게 만들지만, 이 과정에서 발생하는 활성산소 때문에 세포가 병들거나 암 같은 기형세포를 만들어내기도 한다.

미토콘드리아는 사람이 태어나서 성장기 때까지 숫자가 계속 늘어나다가 성장을 멈추는 30대부터 숫자가 줄어들기 시작한다. 그러다 갱년기에 다다르면 급속도로 그 숫자가 줄어든다. 흔히들 체력이 예전 같지 않다거나 밤을 새면 힘들다고 하는 것은 모두 미토콘드리아가 줄어들면서 나타나는 신체 현상이다.

이 대사율의 저하로 인해 갱년기가 되면 누구나 당연히 체중이 늘어난다. 나이가 들어서 살이 찌는 것은 자연스러운 현상이기도 하지만, 이것을 거슬러서 미토콘드리아의 개수를 늘리거나 더 건강하게 만든다면 우리는 각고의 노력 없이도 날씬함을 유지할 수 있고 노화를 늦출 수도 있을 것이다.

미토콘드리아에 대한 연구는 현재 계속되고 있으며 많은 연구를 통해 미토콘드리아가 수명과 노화방지에 많은 역할을 한다는 사실이 밝혀지고 있다.

40대 초반 딸과 60대 후반 어머니가 내원해 둘이 함께 다이어트를 시작했다고 말했다. 어머니는 건강하고 부지런한 분이었는데 발목 수술을 하고 6개월을 쉬면서 체중이 10kg이 증가한 상태였고, 딸은 두 아이를 출산하면서 늘어난 체중이 빠지지 않고 있었다. 60대 어머니는 몸은 건강했으나 수술 중에 복용한 관절염약과 항생제 등으로 다리가 많이 부어있어서 부종을 치료하고 대사기능을 올리면서 체력을 회복시키는 보약과 함께 다이어트를 했다. 딸은 예민하고 소화력도 안 좋은데다 생리통과 하혈이 심해서 몸을 두루 치료하면서 다이어트를 했다.

초반에는 어머니와 딸이 비슷한 속도로 감량이 되었으나 어머니는 점점 감량이 더뎌지면서 3개월 뒤에 어머니는 6kg, 딸은 12kg이 감량되었다. 어머니는 식사를 철저히 지키고 매일 운동을 하면서 한약도 잘 챙겨 먹었다. 반면 딸은 운동도 안 하고 가끔 폭식도 하고 한약도 잘 안 챙겨 먹는 데도 오히려 감량이 잘되었다. 어머니는 딸이 너무 예뻐진 것에는 만족스러웠지만, 마음속으로는 딸보다 더 열심히 했는데도 실망스러운 감량에 서운해하는 듯했다.

비슷한 체중에 비슷한 체질을 가진 두 여성에게 동일한 강도의 다이어트를 실시했는데 노력과 무관하게 두 배 이상의 감량 차이가 난 이유는 무엇일까? 두 사람의 가장 큰 차이는 나이 즉, 대사량의 차이다. 그리고 이 대사량의 차이를 만드는 것이 몸 전체가 가지고 있는 미토콘드리아의 총량이다.

우리가 흔히 아는 기초대사량은 하루 중에 우리가 숨 쉬고 호흡하고 소화시키고 뇌를 쓰고 세포가 살아가는 데 사용하는 최소 에너지를 의미한다. 여기에 운동을 하거나 일을 많이 하면 골격근이 소모하는 에너지가 추가되어 대사량이 정해진다. 나이가 들면 기초대사량이 줄어들고 근육량도 줄어들면서 자연스럽게 대사량이 줄어든다.

미토콘드리아는 우리가 먹는 탄수화물을 포도당으로 바꾸어 에너지로 만드는데, 대사량이 줄어든다면 필요한 탄수화물의 양도 줄어들게 된다. 운동을 해서 골격근이 주는 것을 막아주고 대사율을 올리는 것도 필요하지만, 불필요한 음식량을 줄이고 효율적으로 식사하는 것이 무엇보다 중요하다.

나이가 들면서 살이 찌는 것은 단순히 나의 게으름과 과식만으로 탓할 수는 없다. 운동량만 늘린다고 살이 빠지는 것이 아니고 밥을 굶는다고 마음대로 굶어지는 것도 아니다.

위의 예시를 통해 알 수 있듯이 나이가 들어서 나타나는 몸의 변화들은 기존의 방식이 아닌 새로운 방식으로 해결책을 찾아야 한다. 갱년기와 그 이후 노화 과정 중에 나타나는 모든 과정은 미토콘드리아를 정확히 이해하고 건강한 미토콘드리아의 개수를 늘리고 불필요한 산화물질을 없애서 몸의 대사율을 최적화시키는 것이 중요하다.

　이런 모든 상황을 고려해 만들어진 것이 '미토제닉 다이어트'다. 미토제닉 다이어트는 노화의 과정을 자연스럽게 받아들이면서 건강하고 아름다운 젊음을 유지하는 방법을 제시한다. 이제는 일방적이거나 혹독한 다이어트를 할 수 있는 나이가 아니다. 그저 누가 권하는 다이어트 식품을 먹는 방식의 다이어트가 아니라 과학적이고 내 몸을 상하지 않는 방식의 새로운 다이어트 방법이 필요한 때다. 이제부터 미토제닉 다이어트를 통해 건강하고 활기찬 몸을 만들어보자.

1
세포 속 미토콘드리아를 살려라

'마흔여덟 살에는 양기가 상부에서부터 쇠해 얼굴이 초췌해지고 머리카락
이 희끗희끗해진다. 오장이 모두 쇠하여 근골이 늘어지고 천계(생리)가 끝
이 난다. 그래서 머리카락이 희어지고 몸이 무거우며 걸음걸이가 바르지
못한다.'

_《동의보감》 신형 편 중에서

한의학의 명저인 《동의보감》에서는 사람은 마흔여덟 살이 되
면 얼굴부터 아래로 노화가 진행된다고 했다. 현대인들은 얼

굴 관리를 꼼꼼하게 하기 때문에 얼굴에는 노화가 덜 드러나지만 흰머리가 나고 노안이 시작되면서 스스로 나이가 들었음을 실감하게 된다. 이후 서서히 자궁의 기능이 떨어지고 오장육부가 쇠하면서 몸이 둔해지고 걸음이 느려진다고 했다.

《동의보감》에서 말하는 '양기(陽氣)'는 미토콘드리아가 만들어내는 인체를 움직이는 에너지 즉, 기초대사량이라고 생각할 수 있다. 양기가 줄어든다는 것은 미토콘드리아의 개수가 점차 감소하는 것인데, 이것이 노화를 일으키는 가장 큰 원인이다. 그러나 과거에는 식량이 부족하고 육체노동이 많은 시절이었기 때문에 나이가 들었다고 살이 쪄서 문제가 되지는 않았다. 현대에 들어서면서 맛있는 음식이 넘쳐나고 상대적으로 움직임이 적어지는 요즘에는 살찌는 것이 가장 큰 문제가 되는 시대가 되었다.

그럼에도 불구하고 우리는 살을 빼고 싶은 열정 만큼이나 잘 먹고 싶은 열정을 가지고 있다. 이제는 잘 먹는다는 생각을 벗어나서 똑똑하게 먹는 습관을 길러야 할 때다. 내 몸의 메커니즘을 이해하고 에너지가 늘 넘쳐나는 삶을 살기 위해 미토콘드리아를 잘 유지하고 관리하는 식습관을 들여야 한다.

미토콘드리아의 개수를 늘려라

미토콘드리아는 산소와 포도당을 이용해서 에너지를 만들어 공급하는데, 단위 질량당 태양이 만들어내는 에너지보다 1만 배 더 많은 에너지를 생산해낸다. 하루 종일 쉬지 않고 해독하는 간세포의 경우 하나의 세포 속에 미토콘드리아의 개수가 1,000~3,000개며, 심장이 잠시도 쉬지 않고 뛰는 것도 심장근육에 있는 미토콘드리아가 에너지를 공급하기 때문이다.

병원에서 검진을 받으면 '대사증후군'이라는 용어를 듣게 되는데, 이것은 미토콘드리아에서 공급되는 에너지의 양이 부족하다는 의미도 되지만, 건강한 세포의 물질대사를 방해하는 불필요한 지방들이 세포간의 물질대사를 방해한다는 의미도 있다.

나이가 들면 세포 속에 건강한 미토콘드리아의 개수가 적어지면서 에너지가 쉽게 고갈되므로 자주 피곤하고 집중력이 떨어진다. 그러면 음식을 먹어서 보상을 하려고 하는데, 음식을 먹어도 이것이 완벽하게 소화되어 공급되지 못하고 복강이나 세포 사이에 이물질로 쌓이면 오히려 미토콘드리아로의 영양 공급을 막아버리게 된다.

흔히 살이 찌면 운동을 하라고 한다. 실제로 연구 결과 운동을 하면 근육세포 내 미토콘드리아 개수가 늘어나는 것으로 확인되었다. 그러나 운동을 열심히 한다고 생각만큼 살이 빠지는 않는다. 운동량을 일시적으로 늘리면 근육세포 내에서 일하는 미토콘드리아에게 과부하가 걸려서 오히려 불필요한 활성산소를 많이 만들어내는 결과를 가져온다.

미토콘드리아의 개수를 늘리려면 필요한 영양분을 적당히 공급해 충분한 에너지 효율이 일어나게 하며 몸 안에 불필요한 지방이 쌓이지 않도록 식단을 관리해야 한다.

운동의 경우에도 젊을 때처럼 단기간에 강도 높은 운동을 하기보다는 매일 일정한 속도의 운동을 꾸준히 해서 근육층에 세포로 영양을 공급하는 모세혈관이 늘어나서 미토콘드리아의 개수가 서서히 늘어나 과부하되지 않도록 해야 한다.

《동의보감》 중 '양생론'을 보면 적게 먹고 몸을 천천히 움직이고 호흡을 깊게 하고 마음을 다스리라고 되어있다. 우리 현대인의 바쁜 일상과는 정반대되는 내용이다. 모든 기계들이 그렇듯 오래도록 고장이 안 나려면 적당히 기름칠을 하고 깨끗하게 관리하며 과부하가 생기지 않도록 사용하는 것이다.

미토콘드리아는 세포 속에서 스스로 살아 움직이는 에너지 공장이기 때문에 미토콘드리아가 노화되지 않고 수명이 길게 유지되려면 사용자인 우리가 유지관리를 잘해야 한다.

> **미토콘드리아 개수를 늘리는 방법**
>
> • 세포에 필요한 영양소를 고려해서 섭취한다.
>
> • 과식하는 습관을 없애서 불필요한 물질이 쌓이는 것을 막는다.
>
> • 적당한 강도의 운동을 매일 꾸준히 한다.

활성산소를 줄여라

쥐는 우리와 같은 포유류이고 장기의 구조와 기능도 비슷하다. 쥐도 사람처럼 호기심이 많고 인간이 걸리는 암, 동맥경화, 당뇨병, 백내장과 같은 노화로 인한 질병에 걸린다. 쥐의 세포는 인간의 세포와 비슷해 세포당 가진 미토콘드리아의 개수가 비슷하다. 그런데 쥐는 사람에 비해 몸집이 아주 작기 때문에 한 세포당 움직이는 속도가 인간의 7배에 달한다. 쥐는 끊임없이 움직이며 계속 먹기 때문에 미토콘드리아는 끊임없이 에너지를 만들어내고 세포들은 쉴 새 없이 일을 해야 한다.

세포는 한 생에 60번 분열을 한다고 한다. 60번의 분열이 끝나면 이 세포의 역할은 영원히 사라지는데, 쥐는 너무 짧은 기간 세포를 과하게 사용하다 보니 빨리 쇠퇴된다. 또한 미토콘드리아의 과한 에너지 생성 과정은 많은 활성산소를 만들어내게 되는데, 이 활성산소는 세포막에 붙어서 세포를 병들게 하거나 암세포 같은 이상세포로 변형된다. 이러한 이유로 쥐의 수명은 고작 3년을 못 넘기는 것이다.

사람은 쥐보다 몸집이 크기 때문에 모든 세포들의 활동 속도가 쥐에 비해 7배 이상 느리다. 천천히 움직이기 때문에 미토콘드리아의 과부하도 없고 상대적으로 활성산소의 방출도 적다. 그래서 인간은 쥐에 비해 수명이 길다.

한편 쥐와 비슷한 몸집을 가진 새는 쥐보다 수명이 10년이나 길다. 같은 조건에서 새가 오래 사는 이유로 새의 몸 안에 활성산소를 없애는 물질이 있을 거라고 추측하는 학자들이 있다.

활성산소는 적당히 만들어지면 자체적으로 흡수되면서 제거가 되지만 단기간에 과다하게 만들어지면 세포를 공격해 건강한 세포를 죽이는 역할을 한다. 건강식품이나 음식을 소개할 때 '항산화 성분'이라는 용어를 많이 듣게 되는데, 항산화는 활성산소를 제거하는 성분이 함유되어 있다는 의미다.

그러나 이런 음식의 성분이 충분히 분해되어 세포막 안까지 들어갈 수 있는지에 대한 의문을 제기하는 사람들도 있다. 활성산소는 음식을 섭취해서 줄일 수도 있지만, 충분한 수면과

적당한 휴식을 통해서 가장 많이 제거될 수 있다.

> **활성산소를 줄이는 방법**
>
> • 충분한 수면을 취한다.
>
> • 운동을 할 때 중간중간 휴식시간을 주어 근육의 피로를 줄인다.
>
> • 활성산소를 줄이는 항산화 식품을 매일 챙겨 먹는다.

공복호르몬은 미토콘드리아를 자극해 개수를 늘어나게 한다

최근 미토콘드리아는 위와 췌장에서 분비되는 그렐린이라는 공복호르몬의 자극을 받는다는 연구 결과가 알려졌다. 음식을 먹지 않아 위가 비어있으면 위벽에서 그렐린이라는 호르몬이 분비되어 뇌신경에 공복신호를 보낸다. 음식이 들어오지 않는 것은 인체 내에서 긴급 상황에 해당되기 때문에 그렐린은 빨간 불을 켜고 모든 에너지 대사를 줄이도록 명령한다. 그리고 에너지 공장인 미토콘드리아를 늘리고 만일의 사태에 대비한다.

공복 기간이 길어지면 몸 안에 저장된 체지방을 분해해 미토콘드리아에 에너지 원료로 공급한다. 이때 미토콘드리아는 포도당 대신 몸속에 있는 체지방을 에너지로 사용한다. 체지방을 줄일 기회다.

만약 배고픔을 느끼자마자 음식을 먹거나 배가 고프기도 전에 음식을 먹어대면 위벽은 그렐린을 분비할 이유가 없어진다. 공복은 없을 것이고 풍부한 음식이 늘 공급되기 때문에 긴장 상태도 사라진다. 따라서 미토콘드리아도 많이 만들 이유가 없다. 또한 체지방은 저장된 채 사용되지 않아서 딱딱한 마가린처럼 굳어 버린다.

그렐린은 초기 공복시에만 잠시 나오고 바로 분비를 멈추는 일시적인 호르몬이다. 공복시간은 미토콘드리아를 살리는 중요한 시기라 할 수 있다. 그렐린은 스트레스를 받지 않고 마음이 차분해지도록 하며 체온을 떨어뜨려 세포가동률을 낮춘다. 불필요한 에너지 소모를 줄이는 행동을 통해 세포는 휴식기를 갖는다. 이 시간에 미토콘드리아는 수를 늘리고 새로운 활동을 할 준비를 하는 것이다. 공복호르몬인 그렐린 분비를 조절하는 것이 곧 미토콘드리아를 조절하고 세포 수명을 늘리는 방법이다.

우리는 큰일을 당하면 잠시 모든 일을 멈추고 이 문제를 해결하는 데 집중한다. 이 기간에는 단합과 힘 모으기가 필요하다. 그러나 몸에 문제가 생기면 무언가를 열심히 해서 해결하려고 한다. 동물은 아프면 일단 먹는 것을 중단하고 몸이 회복되기를 기다린다. 우리에게도 이런 지혜가 필요하다.

무언가를 먹고 더 열심히 움직여 해결하려고 하면 세포는 재생할 시간을 놓쳐버린다. 나이가 들수록 덜 먹고 천천히 움직여 신체 에너지가 문제를 해결하도록 여유분을 남겨 놓아야 한다.

요즘 유행하는 간헐적 단식이나 1일 1식은 그렐린의 분비를 촉진하고 몸이 체지방을 잘 분해하도록 유도하기 위한 다이어트 방법이다. 한편으로는 미토콘드리아를 넉넉하게 만들어서 노화를 막는 방법이 되기도 한다.

공복호르몬인 그렐린을 분비하는 방법

- 하루 12시간 이상 공복 시간을 갖는다.
- 공복을 느끼더라도 잠시 기다려서 체지방이 분해될 수 있도록 유도한다.
- 공복을 느낄 때 가볍게 걷거나 운동을 하면 공복감이 사라지고 서서히 체지방이 분해된다.

2
갱년기 여성에게 맞는 미토제닉 식단

친구들과 같이 신나게 먹고 나서도 살이 찌지 않는 친구가 있다.

'나보다 더 많이 먹는데 왜 저 친구는 살이 안 찌고 나만 찔까?'

나는 살면서 살이 찌는 것으로 스트레스를 받아본 적이 없었다. 어려서부터 규칙적으로 식사하고 간식이나 음료를 마시지 않는 것이 습관이기도 하고, 위가 약해서 과식을 못했다. 대신 하루 세 끼를 꼭 밥을 먹는 습관이어서 제시간에 밥을 안 먹으면 짜증이 나고 식은땀이 나기도 한다.

그러던 나의 몸에도 변화가 찾아왔다. 마흔아홉 살이 넘어가면서부터 달달한 커피에 브런치를 먹기 시작했다. 자연스럽게 간식 양이 점점 늘어났다. 몸이 게을러지고 달달한 것이 나를 정복하면서부터 복부와 엉덩이가 커지고 야금야금 체중이 늘기 시작했다. 이로써 살 안 찌는 체질은 절대 있을 수 없다는 것을 실감했다.

모든 다이어트 전문가들이 꿈꾸는 것은 체지방은 줄이고 근육량은 늘리는 것이다. 모든 식단과 운동법이 이에 집중되어 있으며, 누구나 한 번쯤 아니 여러 번 다이어트에 도전하고 실패하고를 반복하면서도 방법이 틀렸다는 생각은 하지 못한다.

이제 다이어트는 나이와 체질에 따라 달라져야 하며 단순한 체지방과 근육의 단계를 넘어 더 미시적인 젊은 세포와 미토콘드리아의 개수를 늘리는, 젊어지는 다이어트를 하는 방향으로 나아가야 한다.

미토콘드리아를 늘리고
충분한 에너지를 공급받기 위해

자동차가 오래되면 연비가 떨어지듯이 사람도 나이가 들면 제일 먼저 미토콘드리아가 약해진다. 한 연구 결과에 의하면 쥐의 식사량을 40퍼센트로 줄였더니 수명이 20퍼센트가 늘어났다. 나이가 들어서 기운이 떨어지면 음식을 더 먹어서 기운을 내려고 한다. 이때 우리가 음식을 더 먹게 되면 영양분이 불필요하게 남아서 복부에 쌓이게 되고, 복부지방은 혈관으로 흘러가서 인슐린의 기능을 마비시키고 동맥경화를 일으킨다.

미토콘드리아는 10일 단위로 계속 사라지고 새로 만들어진다. 미토콘드리아의 재생을 촉진하는 것은 적절한 운동과 식사다. 꾸준히 운동을 하면 근육 활동을 통해 미토콘드리아가 늘어나고, 식사조절을 잘하면 적당한 영양공급과 공복을 통해 미토콘드리아가 활성화된다. 늘어난 미토콘드리아가 새로 교체한 엔진이 되는 것이다.

그러면 어떻게 먹어야 미토콘드리아를 늘리고 충분한 에너지를 공급받을까?

먼저 미토콘드리아의 주요 에너지원인 포도당에 주목하자. 미토콘드리아는 포도당을 주원료로 삼아 에너지를 만든다. 특히 뇌세포는 오로지 포도당만 에너지로 사용한다. 최근에는 포도당 공급을 줄이고 지방의 케톤화로 체지방을 분해해 에너지로 대체하는 방법이 주목받고 있다. 그러나 지방은 포도당에 비해 에너지로의 전환능력이 떨어진다.

젊은 사람들은 굶어도 잘 견디고 지방세포의 전환능력이 좋아서 괜찮지만 나이가 들면 뭐든 변화하는 데는 시간이 필요하다. 오랜 시간 굶기도 힘들고 밥 대신 지방을 먹는 일은 더더욱 힘든 일이다. 자칫 영양공급에 차질이 생기면 뇌세포가 파괴될 수 있다. 그러므로 포도당을 끊는 것은 대단히 위험하다. 더구나 나이가 들수록 동물성지방은 소화효소를 분비하는 췌장과 간에 부담을 줄 수 있다.

미토제닉 식단은 한국인의 식습관에 맞으면서 건강한 미토콘드리아를 유지하는 데 초점이 맞춰져 있다. 우리가 늘 먹던 음식을 잘 조절해서 위에 부담을 주지 않고 식습관과 취향을 유지하면서 즐겁게 다이어트를 하고 습관을 만들어갈 수 있다.

건강한 미토콘드리아를 만드는 미토제닉 식단은 다음과 같다.

미토제닉 식단

- 미토콘드리아가 가장 많이 사용되는 낮에 탄수화물을 섭취한다.
- 미토콘드리아와 세포를 구성하는 성분인 단백질은 아침, 점심 두 번 섭취한다.
- 일주일에 하루는 부드러운 스무디나 주스를 섭취해서 위장과 간에게 휴일을 준다.

요즘 유행하는 다이어트 방법은 대부분 탄수화물을 줄이는 데만 초점을 맞춘다. 그래서 밥을 먹으면 무조건 살이 찐다는 생각으로 밥을 거부하고 채소만 먹거나 밥 대신 빵으로 배를 채우는 경우도 있다.

우리나라 사람들은 태어나서부터 밥을 위주로 한 식습관에 적응해왔기 때문에 소화기관도 이러한 음식에 익숙해져 있다. 한국 음식은 영양과 맛이 조화를 이룬다. 탄수화물과 단백질, 각종 채소를 골고루 포함한 식단이면서 재료만 바꾸면 다양한 맛을 낼 수 있다. 한식에서 짜고 매운 간을 줄이고 탄수화물의 양만 잘 조절한다면, 훌륭한 다이어트 식단으로의 기능이 충분하다.

첫째, 낮에는 두뇌가 가장 많이 사용되고 일을 왕성하게 하는 시간이다. 이때는 탄수화물을 포함한 제대로 된 식사를 해서 미토콘드리아가 최대한 열심히 일할 수 있도록 만들어줘야 한다. 면이나 빵보다는 단백질과 탄수화물, 비타민과 미네랄이 골고루 함유된 한식을 먹는 것이 좋다. 밥은 반 공기 정도에 반찬은 간을 싱겁게 해서 골고루 섭취하되, 한식이라도 매일 메뉴를 바꾸어가며 다양한 영양소를 골고루 섭취한다.

과거 농사를 짓던 농부들은 하루 세 끼를 다 밥으로 먹었다. 이들은 아침부터 들에 나가 노동을 하기 때문에 탄수화물 같은 에너지 성분이 많이 필요했다. 하지만 주로 정신노동을 많이 하고 몸을 쓰지 않는 현대인은 아침에는 탄수화물 섭취를 피하는 것이 좋다. 아침에 빵이나 떡, 고구마 같은 탄수화물을 섭취하면 인슐린의 분비가 많아지면서 점심에 공복을 빨리 느껴서 결과적으로 식사를 많이 하게 된다.

둘째, 단백질은 아침과 점심 식사 때 잘 챙겨 먹어야 한다. 나이가 들수록 탄수화물의 섭취량은 줄이고 단백질의 섭취를 꼼꼼하게 신경 써야 한다. 단백질은 근육과 세포의 주요 구성 성분이며, 호르몬이나 미토콘드리아도 단백질이 주요 성분이다. 단백질과 일부 지방은 인체를 구성하는 몸체의 주성분인데, 나이가 들면 뼈가 약해지고 호르몬의 분비도 줄어들며 뇌세포의 노화도 빨라진다. 만약 충분한 단백질 공급이 늦어진다면 몸 안에 만들어져야 할 성분이 제때 만들어지지 않아서 전체적인 대사기능에 이상이 올 수 있다.

단백질이라고 무조건 고기를 의미하는 것이 아니다. 우유, 달걀, 멸치, 생선, 두부, 콩류가 다 단백질이다. 매일 밤이 되면 세포는 하루의 피로를 풀고 몸을 씻고 죽은 세포를 버리고 새로운 세포를 만들어낸다. 밤에 일어나는 이 모든 과정에 사용되는 것이 단백질이다.

매일 일정한 양의 단백질을 소화되기 쉬운 형태로 만들어서 공급하는 것은 내 몸에 필요한 원료를 공급하는 일이므로 매일 하는 세수와 목욕만큼 중요하다.

셋째, 일주일에 하루는 위와 간에도 휴식을 줘야 한다. 적당히 쉬어야 일의 효율이 높아진다. 직장에 다니기 싫고 의욕이 없을 때 2~3일간 아무것도 하지 않고 푹 쉬면 다시 삶을 살아갈 의욕이 솟아난다. 우리 몸도 이와 같다. 하루 세 끼 쉬지 않고 먹고 거기에 회식까지 겹치면 우리 몸은 지치고 의욕도 떨어진다.

그래서 일주일 중 하루는 위장을 쉬게 하고 간을 편하게 해주며 동시에 소화가 쉽고 잘 흡수되는 영양식을 먹는 것이 좋다. 요즘 유행하는 두유제조기로 만든 두유에 기본 채소를 넣어 갈아서 마셔도 좋고, 간단한 영양죽을 만들어 먹는 것도 좋다.

평소 과식을 많이 하고 외식을 주로 하는 사람들은 일주일에 하루는 세 끼로 과일과 채소를 갈아서 주스로 마시면서 몸을 해독시킬 필요가 있다. 스무디 같은 갈아 만든 음식은 소화 시간이 짧고 몸의 부담이 적다. 필요한 영양소가 인체에 빨리 공급되면서 찌꺼기가 없어서 체중도 늘지 않는다.

아침에 먹는 지방은 공복시간을 늘려 체지방을 분해하도록 유도한다

탄수화물은 위에 들어가면 3시간 내에 소화된다. 그러면 갑자기 공복이 몰려온다. 아침에 탄수화물 대신 지방을 섭취하면 점심에 공복감이 천천히 오고 체지방도 분해될 시간을 찾는다. 그러면 점심을 허겁지겁 먹는 것이 아니라 여유 있게 식사를 할 수 있다.

공복감이 어느 정도 느껴지면 피로감과 스트레스도 줄어드는데, 이는 위에서 분비되는 그렐린의 작용 때문이다. 그렐린이 분비되면 미토콘드리아의 생성을 촉진하며 몸이 스트레스를 덜 받고 편해진다.

단백질과 지방은 위장 체류시간이 길어 공복감을 천천히 느끼게 한다. 그래서 아침에 단백질과 지방을 섭취해 점심에 적당한 공복을 즐길 필요가 있다. 공복감이 심할 때는 아몬드 한 줌을 천천히 먹으면 공복감도 사라지고 기분도 한결 나아진다.

사람들은 아무렇게나 살다가 갑자기 몸이 말을 듣지 않고 여기저기 고장이 나면 그때부터 마음이 급해진다. 그래서 병원도 가고 몸에 좋다는 온갖 건강식품을 찾는다. 몸의 이상을 감지하고 여러 가지 노력을 기울이는 것은 매우 긍정적인 일이다. 그러나 너무 적극적으로 하는 행동이 오히려 몸을 망치는 경우가 있다. 예를 들어, 몸에 좋다고 자신과 맞지도 않는 마늘즙을 먹는다거나 기름기 있는 음식, 고기는 아예 멀리하고 채소만 먹는 등의 방법이 그렇다.

노화는 갑자기 무엇을 열심히 먹는다고 늦춰지는 것이 아니다. 각 신체기관의 특징과 문제점을 찾아서 해결해야 한다. 해답은 멀리 있는 것이 아니라 늘 생활 속에 있다. 아무리 좋은 식품이라도 평소에 먹지도 않던 식품이 몸을 변화시키는 것은 아니다. 익숙한 음식을 조절하는 것이 더 중요하다.

3
2주 완성 미토제닉 식단 따라하기

D는 갑상선암 수술을 하고 나서 몸이 붓고 체중이 10kg 이상 늘어서 여러 다이어트를 시도했지만 실패하고 찾아온 50대 여성이었다. 소변을 자주 보는데, 소변이 마려우면 참지 못하며 몸이 자주 부어서 먹는 음식에 따라 2~3kg 체중 변동이 있는 환자였다.

D는 미국에서 10년 이상 지내다가 몇 년 전부터 한국에 정착했는데 한식만 먹으면 소화가 안 되고 몸이 부어서 그대로 살로 간다고 했다. 한국인은 한식이 건강한 음식이고 밀가루

보다는 밥을 먹어야 건강하다는 편견이 있다. 그러나 의외로 쌀을 먹으면 몸이 붓고, 빵을 먹으면 편하다는 여성들이 있다. 이처럼 사람마다 자신의 몸에 맞는 음식이 있으므로 전문가의 조언을 듣되 자신에게 맞는 음식을 선택해서 식단을 구성하는 것이 좋다.

갱년기 여성들이 다이어트를 하면서 가장 어려운 부분은 공복을 견디는 일이다. 젊어서는 굶고 하루를 버틸 수 있었는데, 지금은 저녁을 굶으라고 하면 배가 고파서 잠을 못 잔다거나 굶으면 어지럽고 식은땀이 나서 힘들다고 하는 사람들이 많다. 나이가 들면 몸의 대사기능이 활발하지 못해서 지방이 에너지로 전환하는 능력이 떨어지기 때문이다.

2주 완성 미토제닉 식단법은 공복 문제를 해결하고 지방의 에너지 대사를 최대로 끌어올리며 젊음을 유지하는 새로운 식단 방법이다.

미토제닉 다이어트 1단계 · 아침 식사

– 아침에는 탄수화물 대신 단백질과 지방을 먹는다.

단백질 섭취 원칙

① 자신에게 맞는 소화가 잘되는 단백질을 섭취한다.

② 단백질 함량이 높은 식품을 골라서 먹는다.

③ 요일별로 고기, 생선과 다양한 해산물 등을 바꿔가며 섭취한다.

④ 달걀과 치즈, 요쿠르트, 우유나 검정콩, 대두, 렌틸콩, 퀴노아 그리고 호두, 땅콩, 아몬드와 같은 견과류에도 단백질이 풍부하다.

⑤ 단백질은 식초와 같이 먹으면 노화를 막아준다.

⑥ 아침 식사로는 고기나 생선 한 토막(30g 정도), 달걀 1~2개가 적당하다.

지방 섭취 원칙

아침에 올리브오일, 참기름, 들기름, 버터 등을 하루 1스푼 정도 섭취하면 몸 안에 흡수된 지방이 소화되면서 자연스럽게 체지방을 분해해 에너지로 사용하는 능력이 좋아진다.

아침 식사로 탄수화물인 빵이나 떡, 밥을 먹으면 인슐린 분비가 활발해지면서 12시가 되면 공복감이 심하게 느껴진다. 아침에 밥을 먹고 출근했는데 바로 배가 고프다면 아침에 섭취한 탄수화물이 원인일 수 있다. 아침에는 소량의 단백질과 지방을 섭취하면 소화가 느려서 포만감이 오래가고 체력이 떨어지지 않으며, 몸에 필요한 영양소를 충분히 공급할 여유가 생긴다.

미토제닉 다이어트 2단계 · 점심 식사

– 점심에는 탄수화물, 단백질, 비타민, 미네랄이 골고루 함유된 식사를 한다. 생선 정식이나 보쌈처럼 밥과 고기, 채소가 고루 갖춰진 식사를 선택하되 밥은 반 공기, 육류나 생선은 100g 정도 채소와 함께 골고루 섭취한다. 요즘 유행하는 샐러드류나 샌드위치도 좋다.

탄수화물 섭취 원칙

① 아침에는 피하고, 점심과 저녁 중 한 번만 먹는다.

② 밥으로 구성된 한식은 매일 메뉴를 바꿔가며 먹고 밥은 반 공기만 먹는다.

③ 밥, 빵, 면, 고구마, 감자, 메밀, 옥수수, 케이크 등은 모두 탄수화물이다. 이런 음식들은 하루에 여러 번 먹지 않는다.

④ 설탕, 올리고당, 각종 탄산음료, 과일 주스, 과일, 이온 음료, 비타민 음료 등 당분이 들어있는 음료와 과일은 하루 1회만 먹는다.

⑤ 소시지, 단백질 음료 및 가공식품에는 탄수화물이 포함되어 있으며, 여러 식품첨가물이 있으므로 가급적 먹지 않는다.

⑥ 좋은 탄수화물은 소화가 느리고 섬유소가 풍부하다. 잡곡, 귀리, 감자, 옥수수, 콩류, 호박이나 당근, 브로콜리 같은 채소류, 우유에도 탄수화물이 포함되어 있다.

---

⑦ 밥이나 빵류는 하루 200g만 섭취한다. 그 외의 공복에는 과일, 채소, 우유 등의 섭취로 충분하다.

우리는 정상적인 식사 외에도 케이크나 떡, 음료 등 당분이 함유된 탄수화물을 은연중에 많이 섭취한다. 그래서 내가 먹는 음식물 중에 자주 먹는 당분이나 간식류와 과일 등을 찾아내서 제한해야 한다. 식품 코너에는 이름은 단백질인데 실상은 탄수화물 함량이 많은 음식들이 있다. 식품을 선택할 때는 성분표시를 참고해 유사 탄수화물을 피해야 한다.

나이가 들면 단백질 섭취를 꼼꼼하게 해야 한다

우리 몸은 매일 새로 옷을 갈아입는다. 낡은 세포가 떨어져 나가고 새로 생겨난 세포로 교체가 된다. 우리가 보기에는 늘 같아 보이지만, 손톱을 주기적으로 깎듯이 피부도 매일 새로 바뀌는 것이다.

우리의 피부, 혈관, 뼈, 근육은 모두 단백질을 원료로 이루어져 있다. 심지어 신호를 주고받는 호르몬이나 병과 싸우는 백혈구도 단백질이 주성분이다. 재료가 없으면 수리를 못 하듯이 우리 몸은 매일매일 일정한 단백질을 필요로 한다. 건강한 근육은 운동으로 만들어지기보다는 단백질의 공급으로 만들어지고 운동으로 유지되는 것이다.

그런데 사람이 서른 살이 되면 이러한 근육합성능력이 떨어지기 시작하고, 일흔 살이 되면 스무 살 때에 비해 근육량이 30퍼센트가 줄어든다. 나이가 들면 전과 같이 단백질을 먹더라도 흡수율이 떨어지고 근육으로 합성하는 능력도 현저히 떨어지기 때문이다.

쉰 살이 되면서 갑자기 다리가 저리고 쥐가 자주 나는 것은 근육의 합성능력이 떨어지면서 근육이 딱딱하게 굳어가는 현상이다. 그러므로 나이가 들수록 꼼꼼하게 단백질을 챙겨서 먹어야 한다.

단백질은 몰아서 섭취하면 몸에 남아있지 않고 빠져나가거나 독소로 쌓여버린다. 그래서 조금씩 자주 섭취하는 것이 좋다.

미토제닉 다이어트 3단계 · 저녁 식사

– 저녁에는 적당히 공복감을 즐겨라.

공복이 지속되면 위 세포에서 그렐린이라는 호르몬이 분비된다. 그렐린은 세포 속 미토콘드리아를 자극해 미토콘드리아와 세포의 재생을 촉진시키고 공복에 대비해 몸을 긴장시킨다. 공복시간이 길어지면 인체는 서서히 저장된 지방을 분해해서 에너지로 만들 준비를 한다.

우리가 공복을 즐기는 동안 혈관 속에 쌓인 지방세포와 간 주변의 지방, 내장 주변의 지방들이 서서히 분해되면서 에너지로 사용된다. 몸 안의 지방 찌꺼기들이 재활용되는 과정을 통해 혈관은 건강해지고 미토콘드리아가 늘어난다. 공복감이 몰려오면 처음에는 못 견뎌서 음식을 먹게 되지만, 공복 시간을 참고 넘기면 이후에는 오히려 편안하고 가벼움을 느낄 수 있다.

공복 원칙

① 오후 4시 이후에는 과일 1개, 견과류, 건강 주스 1잔을 마시고 가급적 공복을 유지한다.

② 반드시 식사를 해야 할 경우는 간단한 샐러드류를 섭취해서 위의 부담을 덜어준다.

③ 저녁에 먹는 소량의 탄수화물은 뇌를 편안하게 하지만, 단백질은 오히려 몸에 독소를 만들고 위를 힘들게 한다.

④ 공복으로 속이 쓰리거나 잠이 안 오면 따뜻한 우유 1잔을 마신다.

⑤ 적당한 운동은 체지방을 분해해 공복감을 없애준다.

갱년기가 되면 오후 4시부터 6시 사이에 피로감이 들면서 배가 고프다. 이 시간만 잘 견디면 이후에는 공복감이 사라질 수 있는데, 이 시간을 참기 힘들어 과식하기 쉽다. 아침이나 점심에는 과식하는 경우가 드문데 저녁에는 느긋하게 식사하면서 다양한 음식을 즐기고 디저트나 술을 마시게 된다.

이렇게 먹은 저녁 식사는 밤새 소화기를 힘들게 하고 세포의 휴식을 방해해서 몸에 노폐물이 쌓이게 된다. 저녁에 과식한 다음 날 아침에 속이 빈 듯하고 공복이 몰려오는 것은 세포가 아침에 분비해야 할 호르몬을 충분히 생성하지 못했기 때문이다.

미토제닉 다이어트 4단계 · 클로토스무디 마시기

- 세포도 휴식이 필요하다.

먹는 방법

① 하루 한 끼를 클로토스무디로 마신다.

② 여행으로 체중이 2kg 이상 늘었다면 다음날은 하루 세 끼를 클로토스무디를 마신다.

③ 회식과 야식으로 몸이 무겁고 소화가 안될 때는 클로토스무디를 하루 두 번 마시고, 소량의 식사만 한다.

클로토스무디는 영양 + 클린 + 항산화를 고려해 만든 스무디다.

① **영양** ∣ 신장과 뇌세포에 필요한 영양을 공급한다.

② **클린** ∣ 소화과정을 간소화해 세포가 재생될 여유를 주면서 세포내에 독소를 해독한다.

③ **항산화** ∣ 폴리페놀 성분이 다량 함유된 식품을 추가해 세포를 손상시키는 활성산소를 제거한다.

클로토스무디 만들기(1회 분량)

• **영양** ∣ 검정콩, 흑미, 검정깨 각 분말 1큰술, 버터 1티스푼

• **클린** ∣ 당근, 브로콜리, 사과 각 엄지손가락 크기 1개 분량

• **항산화** ∣ 녹차, 표고버섯 분말 $\frac{1}{2}$ 티스푼

위 재료를 믹서기에 넣고 생수나 우유, 두유 200ml를 넣고 간다.

요즘은 주로 주 5일 근무를 한다. 5일간 열심히 일하고 2일은 푹 쉬어야 일의 능률도 오르고 삶의 질도 개선되기 때문이다. 그러면 하루 종일 쉬지 않고 일하는 우리 몸속 세포는 어떨까? 세포가 하는 일 중 가장 중요한 일은 호흡과 소화, 그리고 혈액순환 배출의 기능이다.

그리고 이 모든 일들은 뇌의 명령을 받는다. 하루 중 세포가 가장 많이 하는 일은 우리가 먹은 음식물을 소화시켜서 필요한 성분들을 공급하고 불필요한 것을 배출하는 과정이다. 음식을 소화하는 데만 8시간이 소요되고 막대한 에너지가 사용된다. 만일 음식을 하루 세 끼를 먹고 중간에 음료수, 간식, 야식을 먹는다면, 소화에 사용되는 에너지 사용량이 많아져서 미토콘드리아는 죽은 세포를 처리하는 일보다 에너지를 만드는 데 집중하고 산화물질을 더 많이 만들어낸다.

결국 뇌세포가 사용할 에너지가 부족해지면 뇌 기능이 떨어져 세포의 노화가 촉진된다. 우리가 야근을 많이 해서 몸이 지쳐 쓰러지듯이 맛있다고 음식을 쉴 새 없이 먹으면 세포도 지쳐서 쓰러진다. 그러면 새로운 세포를 만들어내지 못해 조기 노화가 올 수도 있다.

그래서 건강한 세포를 만들어내려면, 그리고 에너지를 비축하려면 음식량을 조절하는 것이 중요하다. 그러나 무작정 단식하는 것은 위험하다. 일단 뇌는 영양공급이 끊어지면 바로 기능이 떨어지고 손상을 받기 때문이다. 그리고 나이가 들어서 무리하게 단식을 하는 것은 힘든 일이다. 따라서 무리하게 굶지 말고 세포가 편히 쉬면서 제대로 영양을 공급할 방법을 택한다.

음식을 고형물로 먹으면 소화과정이 오래 걸리고 위와 장이 힘이 많이 든다. 아무리 몸에 좋은 음식을 먹어도 소화를 못 시키면 세포 속까지 흡수되지 못하고 배출되는 경우가 많다.

클로토스무디는 한 끼 분량의 식사에 필요한 영양을 가지고 있어서 포만감을 주면서 동시에 뇌 기능을 활성화시키고 노폐물을 제거해 세포를 건강하게 하는 생명 주스다.

검정콩, 검은깨, 흑미는 블랙푸드로서 신장과 뇌의 노화를 막아주는 중요한 식품이다. 검정콩의 플라보노이드 성분은 두피 건강과 탈모를 막아주는 효과가 있으며, 콩 속에 있는 이소플라본은 갱년기 증상을 완화시키는 데에 효과가 있다. 검은깨와 흑미도 모발과 모근에 영양을 공급하며 혈관 벽을 건강하게 해준다.

표고버섯과 버터에는 비타민D가 풍부한데, 비타민D는 클로토호르몬의 생성을 도와주며 죽은 세포가 암세포로 변형되는 것을 막아준다. 그런데 현대인들은 절대적으로 비타민D가

부족하다. 생 표고보다 말린 표고나 표고버섯 가루가 비타민 함량이 높다.

당근, 브로콜리, 사과는 항산화 성분이 다량 함유되어 있고 혈관을 건강하게 하며 다량의 섬유소가 장 운동을 도와 숙변을 제거하는 클린 효과가 있다.

녹차는 홍차, 커피와 더불어 폴리페놀이 풍부하다. 활성산소를 제거해 세포의 노화를 막아준다. 보통 사람이 아프면 죽이나 스프를 먹는데, 이것은 위에 부담을 주지 않고 가장 빠르게 영양을 공급하기 위해서다. 우리 몸도 일주일에 한 번은 아픈 사람처럼 보살펴줄 필요가 있다. 회식한 다음 날, 여행을 다녀온 뒤, 주말에 가족 모임으로 과식을 하고 나서 하루는 클로토스무디의 날을 갖자. 그러면 위는 편해지고 살도 빠지면서 몸이 젊어지는 것을 경험하게 될 것이다.

노화의 모습은 바로 얼굴에 반영이 된다. 얼굴이 처지고 검은 점들이 생기면서 흰머리가 난다면 일주일에 한 번 클로토스무디의 날을 가져 보라. 피부가 젊어지고 탱탱해지는 것을 느낄 수 있다. 이것은 바로 내 몸의 생명 시계가 연장되고 건강한 세포로 가득 차는 것을 증명하는 것이다.

나는 40대 중반까지 꼭 밥으로 식사하는 사람이었다. 위가 약해서 밥과 반찬을 같이 먹어야 소화가 되고 고기보다는 탄수화물을 더 좋아했다. 하지만 운동으로도 약한 체력이 보강이 되지 않자, 결국 식단을 개선하기로 결심하고 과감히 탄수화물의 섭취량을 줄였다. 아침에 반드시 달걀이나 연어나 고기 같은 단백질에 올리브가 뿌려진 토마토를 먹고, 제대로 된 식사는 3~4시경에 한 끼 먹는다.

단백질을 잘 챙겨 먹으면서부터 20대 때보다 체력과 지구력이 좋아졌다. 점심에 공복감도 사라져서 3시경이 되어서야 배가 고픈데, 그때 식사를 한다. 매일 사과 한 개는 챙겨 먹어서 변비가 없도록 하고 가급적 단 음료는 안 먹으려고 노력하고 있다.

매일 식사할 때 어제 먹은 음식과 다른 음식을 선택하려고 한다. 양과 영양을 고민하면서 먹는 것이 번거로울 수도 있지만, 이런 습관이 반복되면서 피곤하거나 아플 때 누워 있기보다는 이유를 찾아 바로 해결하는 습관이 생겼다. 운동을 좋아하지는 않지만 조금씩 꾸준히 하는 것도 건강과 젊음을 비교적 잘 유지하는 비결 중의 하나다.

젊음은 멀리 있는 것이 아니다. 고정된 습관을 버리고 일부는 수정해서 느리지만 꾸준하게 노력한다면 바로 내 곁에 있다.

4
갱년기 다이어트 비법

오랫동안 다이어트 환자를 지속적으로 보면서 일정한 규칙에 따라 환자의 체형이 다르다는 것을 발견했다. 얼굴부터 등과 가슴이 크고 다리가 날씬한 사람이 있는가 하면, 상체는 말랐는데 하복부부터 허벅지, 종아리는 엄청 살이 찐 체형이 있다. 복부는 날씬한데 팔다리만 굵은 경우도 있고, 팔다리는 가는데 배만 나온 사람도 있다.

이렇게 사람들은 저마다 타고난 체질이 있듯이 타고난 체형이 있다. 유전적으로 체형의 지도를 가지고 태어나서 근육과 지방이 쉽게 잘 붙는 곳이 있고 잘 빠지는 곳이 있다. 그래서 내가 아무리 다리 살을 빼려고 운동을 해도 굵은 다리는 계속 굵어지고, 아무리 가는 다리를 튼튼하게 해보려고 해도 가는 다리만 살이 빠진다. 그래서 체형에 맞춰서 다이어트를 해야 균형을 맞출 수 있다.

체형별 다이어트 방법

☑ 상체 비만

상체가 비만인 사람은 어깨와 가슴이 발달되어 있다. 먹는 것을 좋아하고 위와 장이 튼튼하다. 그래서 잘 먹고 저장도 잘한다. 체력은 좋지만 심장이나 폐가 약할 수 있고 고혈압이나 당뇨, 심장질환이 생길 가능성이 높다.

상체가 비만한 사람은 열이 많고 기가 위로 올라와서 내려가지 않는다. 그래서 음식을 먹어도 다리로는 영양분이 안 가고 다 상체에 쌓이는 것이다.

> **첫째**, 상체에 열을 내려주고 혈액을 안정시켜서 기를 끌어내려야 한다.
>
> **둘째**, 고기류를 삼가고 담백한 채식을 많이 해서 체지방을 줄여야 한

다. 그래야 혈관에 있는 찌꺼기가 제거되어 혈관을 튼튼하게 해준다.

혈관 건강에 좋은 비타민C를 많이 섭취하되 과일도 당분이 많으므로

당분이 적은 채소를 많이 먹는 것이 좋다.

셋째, 하체 근력 운동과 걷기를 꾸준히 해서 하체를 튼튼하게 하는 것

이 좋다.

상체가 비만하면 여러 가지 만성질환이 생기기 쉽다. 약에 의존하지 말고 적극적인 다이어트를 하는 것이 무엇보다 중요하다.

✓ 하체 비만

하체 비만은 얼굴부터 복부까지는 날씬한데 하복부부터 엉덩이 허벅지가 발달된 체형이다. 미인형 체형이라서 체중이 적게 나갈 때는 예쁠 수 있지만 살이 찌면 엉덩이와 허벅지로만 체지방이 집중된다.

보통 소식을 하며 나름대로 관리하는 사람들이 많은데 관리를 하는데도 하체가 날씬해지지 않아서 속상해한다. 다리가 길고 튼실해서 걷는 걸 좋아하거나 주로 하체 운동을 좋아하는 경우가 많다.

"다리가 날씬해지고 싶어서 열심히 운동을 하는데도 안 빠

져요."

"하체 운동을 하니까 더 단단해지고 안 빠지는 거예요. "

이렇게 대답하면 어리둥절해 한다. 스피디 스케이팅을 하는 이상화 선수를 보라. 허벅지가 얼마나 튼실한지. 그리고 김연아 선수도 다 날씬하지만 허벅지는 몸에 비해 가늘지 않다. 기본적으로 근력운동은 강화를 시키는 운동이지 줄여주는 운동이 아니다. 그래서 약하고 가는 부위를 근력운동으로 키워야하는데, 팔이 굵은 사람은 팔 운동만 하고 다리가 굵은 사람은 다리 운동만 한다. 본인이 잘하는 것만 하려고 하기 때문이다.

보통 사람들은 다이어트를 하면 본인이 좋아하는 것을 주로 먹으면서 싫어하는 것을 줄이고 본인이 잘하는 운동만 하려는 경향이 있다. 그래서 다이어트에 실패하고 몸매 관리도 실패하는 것이다.

하체가 발달된 사람은 다리가 튼튼하면서도 잘 붓는다. 혈액순환이 안되기 때문이다. 그리고 하복부에 위치한 대장과 방광, 자궁에 문제가 생길 수 있다. 그래서 변비나 방광염, 생리전증후군이 있는 사람들이 많다. 변비나 방광염, 생리전증후군이 있으면 하체로 혈액순환이 안되고 자꾸 붓는다. 부종이 오랫동안 누적되면 종아리가 단단해지고, 심하면 아프고 저리기까지 한다. 부종이 쌓이면 하체 비만이 더 심해지므로 원인별로 하나씩 치료를 해야 한다.

> **첫째**, 변비가 생기지 않도록 섬유질이 풍부한 음식을 먹는다.
>
> **둘째**, 생리전증후군이 심하다면 생리 전에 몸을 푹 쉬게 하고 무리하지 않는다.
>
> **셋째**, 하체 스트레칭을 자주하고 반신욕을 해서 다리의 부종을 풀어준다.

다이어트는 물론 탄수화물을 줄이고 전체 식사량을 조절해야 하지만 변비가 생기지 않도록 채소를 충분히 섭취하는 것이 좋다. 지나친 운동보다는 앉아서 일하다가도 수시로 걸어주고 스트레칭을 하는 것이 도움이 된다.

엉덩이 지방은 잘 빠지지만 허벅지나 종아리 지방은 쉽게 빠지지 않는다. 앞에서 설명했듯이 체중에는 빠지는 순서가 있다. 그리고 부드럽고 말랑한 지방이 분해되어 사용되기 쉽다. 그래서 단단한 다리보다는 말랑한 다리가 더 빠지기 쉬운 것이다. 다리를 부드럽게 하는 데는 요가나 스트레칭, 경락마사지 등이 효과적이다.

체중을 천천히 줄이면서 상체보다는 하체의 지방이 빠지도록 유도한다. 다리 부종이 심하면 부종 치료를 받는 것이 좋다.

체질별 다이어트 방법

이제마 선생은 사람의 체질을 태양인, 태음인, 소양인, 소음인의 네 가지 특징으로 분류했다. 이러한 체질 분류는 너무도 유명해서 대부분의 사람들이 한의원에 오면 제일 먼저 "저는 무슨 체질이에요?" 하고 묻곤 한다.

그러나 체질은 혈액형처럼 객관적으로 딱 떨어지는 것은 아니다. 조상들의 여러 유전자가 섞이면서 체질도 두드러진 사람과 골고루 섞여있는 사람이 있다. 특히나 주거문화가 비슷한 도시에 사는 현대인들은 식습관이나 생활습관이 비슷해서 체질과 상관없이 살이 찌면 체질이 비슷하게 변해버린다. 그래서 나는 비만을 중심으로 좀 더 이해하기 쉽게 분류해서 설명하기로 했다.

사람을 크게 보면 살이 잘 찌는 체질이 있고, 잘 안 찌는 체질이 있다. 잘 찌는 체질은 저장을 많이 하는 특징이 있고, 잘 안 찌는 체질은 소모를 많이 하거나 배출을 많이 하면서 저장 능력이 적은 편이다. 그래서 소모형 체질과 저장형 체질로 구분해보면 다음과 같다.

소모형 체질(살이 잘 안 찐다) – 하체 비만이 많다.

- **소음인**(한성 소모형 체질) ｜ 몸이 냉하고 소화력이 안 좋고 대변을 자주 본다.

- **소양인**(열성 소모형 체질) ｜ 몸에 열이 많고 활동적이어서 에너지 소모가 많다.

저장형 체질(살이 잘 찐다) – 상체 비만이나 복부 비만이 많다.

- **한태음인**(한성 저장형 체질) ｜ 잘 붓고 많이 안 먹는데도 살이 안 빠진다.

- **열태음인**(열성 저장형 체질) ｜ 가리지 않고 잘 먹고 체력이 좋다.

✓ 소음인

소음인은 음식을 가리는 편이고 소화력이 약해서 적게 먹고 묽은 변을 자주 본다. 먹는 것도 적은데 배출을 많이 해서 살이 잘 안 찐다. 소음인은 소화력이 약해서 주로 밥이나 빵, 면 등을 자주 먹는 경향이 있다. 적게 먹지만 주로 탄수화물만 먹어서 체지방이 과다하고 근육량이 적고 체력이 약하다. 그래서 체형에 비해 배만 볼록 나온 경우 식단 조절이 필요하다.

소화가 잘되는 단백질을 예로 들면 잘게 다진 고기나 연어, 참치, 달걀, 두부, 베이컨 등 매끼 단백질을 조금씩 자주 먹는 습관을 들인다. 그리고 탄수화물을 하루 한 번만 먹고 어지럽거나 배가 고프면 고구마, 호박, 아보카도 등으로 밥을 대체해서 탄수화물에 길들여진 입맛을 바꾸려고 노력하는 것이 좋다.

운동은 근력운동이 필요하지만 힘들지 않은 운동을 한다. 탄수화물을 70퍼센트만 줄여도 배가 들어간다.

☑ 소양인

소양인은 허리가 가늘고 하체가 굵은 편이며 잘 먹으면서 운동도 좋아한다. 하지만 운동을 하면 살이 빠지는데 운동을 안 하면 체중이 급격하게 늘어난다. 다리가 굵고 단단해서 늘 하체 비만으로 고민한다.

- 해결 포인트 -

많이 먹으면서 운동으로 감량하려고 하다가 실패하는 경우가 많다. 매일 먹는 야식과 술자리를 줄이고 하체가 붓지 않도록 신경을 써야 한다. 변비와 생리전증후군만 잘 넘겨도 날씬해질 수 있다.

섬유소가 많은 브로콜리, 양배추, 호박, 고구마 등을 챙겨 먹고 변비가 생기지 않도록 하며 생리 전에 몸을 쉬어서 폭식을 하지 않도록 주의한다.

✓ 한태음인

한태음인은 생리 전에 체중이 3kg 이상 늘고 아침과 저녁 체중이 2kg 이상 차이가 나는 등 체중의 변동이 심한 경우로 잘 붓는 것이 특징이다. 몸에서 수분대사가 잘 안되고 대사능력도 떨어져서 소모량도 적고 배출량도 적다. 보통 어릴 때부터 비만한 경우가 많고 남보다 적게 먹는데도 체중이 잘 빠지지 않으면서 체력도 좋지 않다.

- 해결 포인트 -

스트레스를 잘 받으며 밖으로 자신의 감정을 표출하지 않는 성격이 많다. 스트레스로 살이 더 찌는 경우가 많으므로 늘 즐겁게 지내려고 노력하고 다이어트도 즐거운 마음으로 해야 효과가 있다. 성격이 느긋하고 꾸준해서 천천히 지속적으로 다이어트를 하면 성공할 수 있다. 운동이나 여행, 동호회 활동 등 외부 활동을 많이 하면서 에너지를 발산시켜주는 것이 좋다. 붓지 않는 음식을 먹도록 노력한다. 주로 찐 감자나 구운 채소,

양념 안 한 고기 등으로 먹고, 짜고 간이 센 음식을 피한다. 국은 건더기 위주로 먹고 국물은 피한다. 평소 마시는 물의 양도 1L 이내로 줄이고 음료수나 차 종류도 많이 마시지 않는다. 과일보다는 당분이 적은 채소로 늘 부종에 신경 쓴다.

✓ 열태음인

열태음인은 잘 먹고 활동성도 왕성한 체질이다. 유전적으로 건강을 타고 나서 잘 아프지 않고 소화력도 좋다. 비만하더라도 크게 신경 쓰지 않는 호탕한 성격인 경우가 많아서 고혈압, 고지혈증, 당뇨가 자주 생긴다. 대체로 일 욕심이 많아서 과로하거나 잠을 적게 자는 등 수면 부족이 있을 수 있다.

- 해결 포인트 -

잠을 적게 자고 과로하는 것이 비만의 원인이 될 수 있다. 과로와 수면 부족으로 더 많이 먹게 되어서 살이 안 빠진다. 일을 줄이고 충분한 휴식을 취하면서 소식을 하는 것이 좋다. 특별한 음식을 가리기보다는 전체적인 음식량을 많이 줄이고 여유 있는 생활을 해야 한다. 건강을 과신하지 말고 생활습관을 바꾸어서 체중 관리만 잘하면 건강하게 오래 살 수 있는 체질이다.

체질은 유전적으로 타고나는 것도 있지만 집안의 생활습관이 그대로 전수돼서 오는 것도 있다. 중요한 것은 부모의 습관을 물려받으면 이 습관이 옳다고 생각한다. 내가 옳다고 생각한 식습관을 해도 늘 피곤하고 속이 더부룩하고 살이 안 빠진다면, 내가 뭔가 잘못된 방향으로 가고 있는 것인지도 모른다.

그래서 무조건 달리던 것을 멈추고 이제는 나의 문제점을 짚어 보면서 해결책을 찾아야 한다. 살을 빼는 과정은 입시를 치르는 것과 다르다. 내가 평생 몸을 돌보며 지켜야 하는 식습관이기 때문이다. 그래서 어떤 점이 나와 맞고, 어떤 점이 나와 다른지 알아보고 점검하는 것이 필요하다.

5
잘못된 다이어트가 몸을 망친다

간편한 다이어트가 중요한 세포를 죽인다

"제가 한동안 다이어트를 한다고 거의 안 먹었어요. 그래서 그 때는 빠졌었어요. 죽을 것 같아서 다시 먹었더니 살이 계속 찌더니 어떻게 해도 안 빠져요."

한창 원푸드 다이어트가 인기를 끌던 시절, 젊은 여성들이 원푸드 다이어트를 하다가 몸이 망가져서 찾아오는 경우가 종종 있었다. 한 달 동안 사과만 먹는다든지 토마토만 먹는 식의 원푸드 다이어트는 하기도 간단하고 비용도 들지 않아서 많은 젊은 사람들의 눈길을 끌었었다.

"사과만 먹고 한 달을 버티는 게 가능할까?"

이렇게 생각할 수도 있겠지만 의외로 이것이 가능하다. 일단 사과만 주기적으로 먹게 되면 우리 몸은 흉년에 대비해서 성장호르몬의 분비를 줄이고 전체 대사율을 떨어뜨린다. 그리고 몸에 남아있는 지방부터 사용하기 시작한다. 체지방이 분해되고 없으면 그다음은 근육을 분해해서 사용하고 호르몬이나 혈관을 만드는 에너지를 비축한다.

그래서 서서히 기능성 세포들이 죽어가기 시작하고, 결국 호르몬이나 백혈구들의 숫자가 감소하게 된다. 하지만 부작용으로 생리가 중단되거나 갑상선 기능이 저하되기도 한다. 여성호르몬과 갑상선호르몬을 생성하는 세포들이 줄어들면서 몸의 정상 기능에 문제가 생기고, 어느 순간에는 안 먹어도 살이 찌는 기이한 현상이 나타난다. 세포가 몸 안의 물질들을 분해해서 이차 생성물을 만들어내기 때문이다.

실제로 다이어트를 잘못해서 나타나는 부작용이 많이 있지만, 어디서부터 잘못됐고 어떻게 손을 써야 할지 모를 정도로 망가져 있는 경우가 많다. 한 번 세포조직이 망가지면 다시 만드는 것은 너무 힘들다. 초기가 아니라 만성이 되어버린 경우는 더더욱 그렇다.

젊은 사람들은 비교적 회복력이 좋아서 어느 정도 노력하면 회복이 되지만 나이가 든 사람이 잘못된 정보를 가지고 다이어트를 하면 몸 안의 중요한 역할을 하는 세포들이 죽어버려서 영영 다시 회복되지 못할 수도 있다.

미국의 다이어트 열풍이 한국인의 몸을 망친다

미국에서는 해마다 엄청난 정보력과 이론을 무장한 다이어트 전문가들이 등장한다. 한때는 엣킨스 의사가 만든 황제 다이어트가 한국에서 열풍을 불러온 적이 있다. 헬스가 한국에 들어오고 식스펙을 가진 근육질의 남성이 인기일 무렵 지방을 태우고 근육만을 남기는 다이어트인 황제 다이어트는 단백질을 주로 먹는 다이어트로 사람들을 흥분시켰다.

"고기만 먹으면 살이 빠진다고?"

실제로 수많은 남성들이 이 다이어트로 근육을 키우고 멋진 모습으로 나타나서 성공적인 다이어트 방법임을 증명했으나 여성들에게는 치명적이었다. 여성은 신체 특성상 남성에 비해 지방이 많이 필요하다. 자궁과 난소가 적당히 발달하고 생리와 임신의 기능을 제대로 하려면 적당한 체지방이 있어야 하기 때문이다.

그런데 여성이 단백질만 먹으면 몸에 지방분이 빠지면서 몸이 지나치게 근육화가 되어버린다. 그러면 생리 때에 공급되는 에너지가 부족해지면서 생리는 불규칙해지고 탈모를 유발하며 몸이 붓는 등의 역효과를 만든다.

또한 근육세포는 수분을 함유하고 잘 내보내지 않는 특성이 있어서 근육이 많은 여성은 몸이 부드럽지 않고 딱딱하고 단단해서 생리 때 하체가 붓고 아픈 증상도 나타난다. 실제로 체지방을 측정해보면 체지방 양은 적은데 근육과 수분이 많아서 오히려 과체중인 경우도 많다.

탄수화물을 지나치게 제한하는 부작용으로 인해 탄수화물을 한 번 입에 대기 시작하면 폭식을 하는 탄수화물폭식증이 생기기도 한다. 억눌렸던 식욕이 폭발하는 것도 있지만 굶주린 세포들이 기회가 되었을 때 가급적 많이 먹어서 저장하려고 더 탐욕스러워진다.

엣킨스 다이어트 이후로 한동안은 무지방 열풍이 불었다. 우유도 무지방 우유를 먹고 살코기에서 지방은 제거하는 것이 당연하게 여겨졌으며, 몸에 있는 체지방도 적으로 여겼다. 그러나 지방을 지나치게 제한하는 다이어트는 자주 공복감을 유발하고 그 빈자리를 탄수화물이 채우게 된다.

　최근 일부 다이어트 전문가들은 밥과 빵과 밀 등에 있는 탄수화물의 과잉섭취가 비만의 원인이라고 인식하면서 탄수화물을 공격하고 지방을 대안으로 제시하고 있다. 탄수화물이 쌓여서 체지방이 되므로 탄수화물을 끊고 지방을 먹어야만 몸에 있는 체지방이 분해된다는 이론이다. 이것이 지금 새로 부상되고 있는 케톤 다이어트다. 탄수화물의 섭취를 제한하면 몸에 있는 체지방이 분해되어 케톤체가 되면서 에너지로 사용된다는 것이다. 그래서 식사량의 60퍼센트를 지방으로 섭취하도록 권한다.

　실제로 케톤 다이어트는 한국에서는 크게 부작용이 나타나지 않고 있다. 그 이유는 한국인들은 원래 지방을 과다하게 먹는 식습관을 좋아하지 않는데다 절대로 지방을 많이 먹기가 힘들기 때문이다.

　그러나 과도한 동물성 지방의 섭취는 혈액을 끈적하게 하고 지방 배출이 잘되지 않아서 혈관질환을 일으킬 위험이 아주 높다. 사람의 뇌는 포도당만을 에너지 원료로 사용한다. 탄수화물을 제한하고 한동안 지방을 섭취하면 뇌가 포도당 대신에 지방을 에너지로 사용할 것이라는 이론은 한편 그럴듯하긴 하지만, 잘못하면 치매나 뇌 노화를 유발할 수도 있다. 뇌는 수시로 좋은 영양분을 공급받아야 한다. 영양 부족 상태가 되면 뇌의 세포들이 파괴되고 빠른 재생이 이루어지지 않을 수 있다. 그래서 나이가 들어서 함부로 탄수화물을 끊는 것은 아주 위험하다.

미국에서 유행하는 다이어트 방법은 이론적으로는 그럴듯하지만 한국인이 적용하기에는 안 맞는 부분이 많다. 음식문화도 맞지 않고 체질도 다르기 때문에 처음에는 효과적인 듯하다가 어느 순간 몸에 이상 증상이 나타날 수 있다. 이것은 우리와 맞지 않는 음식 문화를 따르다가 나타나는 부작용이다. 그래서 한국인은 한국인의 체질에 맞는 다이어트를 해야 한다.

해독요법도 너무 자주 하면 정기가 손상될 수 있다

해독이나 단식요법은 몸속에 쌓인 찌꺼기와 독소들을 제거해서 몸을 정화시키는 데 의의가 있다. 주로 항산화 성분이나 섬유소가 풍부한 채소들을 퓌레처럼 먹거나 식초를 섞은 음료를 마셔서 몸속 혈관을 청소하는 요법이다.

어떤 면에서는 몸을 정화시키는 해독요법은 건강 측면에서나 다이어트 측면에서 아주 좋은 방법이다. 내가 오래 알고 지내는 50대 초반의 한 친구도 한 달에 하루 정도 물만 먹고 해독을 한다. 콜레스테롤과 호르몬 이상으로 한동안 몸이 안 좋았었는데 해독을 하면서 몸이 맑아지고 기분이 상쾌하다고 했다. 그러다가 어느 날은 일주일간 단식을 해서 6kg을 감량했다고 했다.

이미 과체중이 아니고 매일 채식을 하던 사람이어서 나는 걱정이 되었다. 나이가 들면 비우는 것도 중요하지만 채우는 것도 중요하다. 내 몸 안의 중요한 기운을 정기라고 하는데, 정기가 손상되면 몸의 기반이 흔들린다. 가끔 나무뿌리가 휘청거리듯 몸이 휘청거릴 때가 있다. 몸의 근본이 무너지는 것은 아주 심각한 일이다. 그래서 비우는 것도 자주 하면 정기에 손상을 줄 수 있다.

세포는 매일 새로 태어나고 매일 죽어간다. 죽은 세포를 처리하는 것도 중요하지만 새로운 세포가 잘 생기도록 영양 공급을 잘하는 것도 중요하다. 이 모든 것이 매일 우리가 먹는 음식에 달려있기 때문에 다이어트는 방법도 중요하지만 기간도 중요하고 몸 상태도 중요하다.

다이어트는 몸을 살리는 것이어야지 몸을 죽이는 것이어서는 안된다. 얼굴은 우리의 몸을 반영하는 거울이다. 그래서 얼굴색이 밝고 빛이 나면 몸 상태가 좋은 것이고, 얼굴색이 어둡고 피부가 거칠면 몸 상태가 안 좋은 것이다. 다이어트를 할 때는 얼굴빛이 좋은지 생기가 있는지를 보고 나와 맞는 다이어트를 선택해야 한다.

그리고 뇌에서 느끼는 기분도 중요하다. 뇌가 건강하고 정신이 맑은 상태인지를 확인하면서 다이어트를 해야 한다. 그래야만 세포를 건강하게 되살리면서 다이어트에 성공할 수 있다.

4장

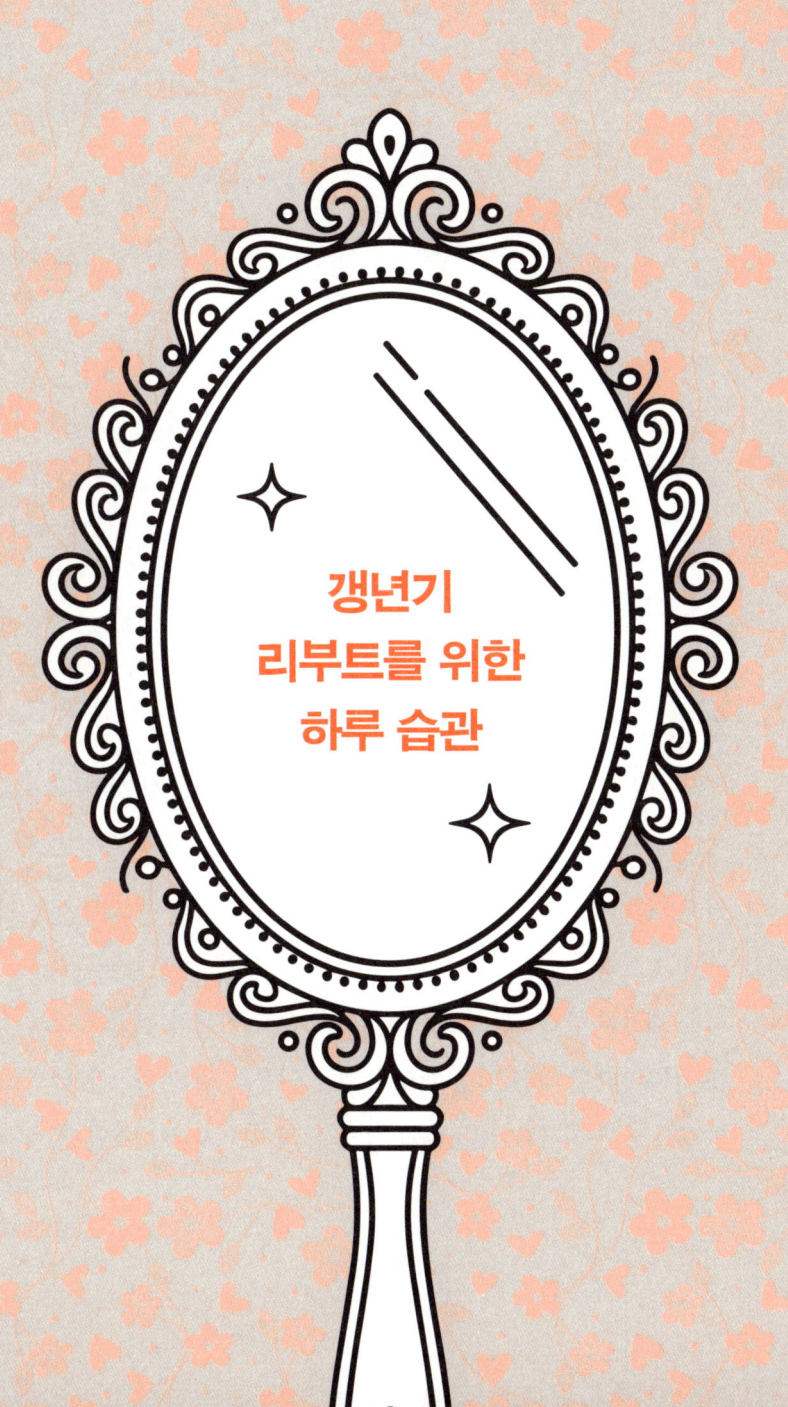

갱년기
리부트를 위한
하루 습관

1
거울 속 나에게 젊음의 최면을 걸어라

"어머 10년은 젊어 보이네요."

긴 머리를 짧은 단발로 잘랐을 때 주변 사람이 내게 하던 말이다. 이런 사소한 변화로 10년이 젊어 보인다니, 그럼 무슨 변화를 더 주면 나는 계속 젊어 보일 수 있을까?

나는 얼굴이 동글동글하고 이목구비가 평범해서 어려 보인다는 얘기를 종종 들었었다. 30대 초반에 한의사가 되었을 때는 단발머리를 하면 너무 어리게 봐서 일부러 펌을 하고 금테 안경을 쓰고 진료를 보던 때가 있었다. 하지만 지금은 지난 20

년간 나에게 금기였던 단발머리를 해서라도 나이를 끌어내려야 하는 나이가 되어버렸다.

화장품이나 마사지에 별 관심이 없었는데 이제는 퇴근할 때면 자주 화장품 상점에 들러서 여러 제품을 비교해보기도 하고, 할인할 때 저렴한 팩을 많이 사서 쌓아두기도 한다. 클렌징은 돈이 들더라도 자극이 없고 보습이 잘되는 제품으로 쓰고, 거울을 자주 보며 얼굴 표정에도 신경을 쓴다.

노화의 대표적인 특징은 모든 것이 아래를 향한다는 것이다. 눈도 아래로 처지고 볼과 입술도 아래로 처진다. 귀밑 살과 턱 아래 살도 처져서 심술궂고 답답해 보인다. 이런 인상에서 벗어나고자 턱관절 부위와 하악 주변을 마사지해주고 웃을 때 입꼬리를 올리거나 자주 얼굴 근육을 풀어준다. 이마와 눈가, 콧등에 생기는 주름을 막기 위해 주로 보습과 마사지로 얼굴의 탱탱함을 유지하고 있다.

젊어지는 데 중요한 것은 무엇보다 식탐의 절제다. 언젠가부터 브런치 카페가 많이 생기고 후식으로나 먹던 달달한 케이크와 빵집이 즐비해졌다. 한때 아침마다 커피에 브런치를 곁들여 먹던 습관이 고정되면서 나는 순식간에 체중이 4kg이 불어난 적이 있다. 빵을 자주 먹으면서 변비가 생기고 가스가 차서 배가 빵빵해졌다. 술을 즐기지 않는 나는 브런치 카페를 너무 좋아했는데, 어느 날부터 브런치 카페를 가도 무설탕 아메리카노만 시키고 모든 간식을 없애버렸다.

배변 습관을 고치기 위해 당근과 사과를 매일 갈아 마셨더니 다시 매일 쾌변을 볼 수 있었다. 하루 세 끼 밥을 다 챙겨 먹던 습관을 버리고 한 끼를 잘 먹고 한 끼는 간단히 과일만 먹는 습관으로 바꿨다. 주변에 새로 생긴 식당이 유혹해도 지나치고 집에서 간단히 먹는 습관을 가졌다.

다행히 이런 노력으로 이제는 더 이상 체중이 늘지 않고 유지되고 있다. 나이가 들면 내 몸이 힘들어하는 식사는 과감히 바꿀 필요가 있다.

건강 문제에서 반드시 빠지지 않는 것이 운동 습관이다. 나는 어려서부터 몸을 움직이는 것을 싫어했다. 주로 앉아 있는 것을 좋아했고 달리기나 공놀이 특히 뜀틀과 철봉 같은 운동은 수업 중에만 마지못해서 겨우 했다. 구부리고 공부만 하니 등이 굽고 만성적으로 목과 등에 통증이 있었다.

그래도 운동보다는 교정이나 침 치료를 받거나 안마의자에서 푸는 정도만 하면서 운동은 가급적 하지 않고 살기로 타협하며 살았었다. 공부를 아무나 좋아하지 않듯이 나는 운동할 시간을 내는 것이 힘든 사람 중에 하나였다.

그러다가 어느 날 친한 지인이 내원했다. 10년 전에는 너무 예쁘고 스타일도 좋았었는데 지금은 사람이 이리도 변할 수 있을까 싶을 정도로 변해있었다. 등이 구부러지고 다리도 약간 휘어서 걷는 것도 느릿했다.

아, 나이가 든다는 것이 이런 거구나, 하는 생각이 들었다. 다이어트를 열심히 해서 체중 관리를 잘하더라도 근육이 굳고 몸이 구부러지는 것은 막을 수가 없다. 특히 나처럼 원래 등이 뻣뻣하고 거북목인 사람은 나이가 들면 허리가 휘면서 반드시 허리와 고관절에도 이상이 올 수 있다.

결국 운동을 해보기로 결심하고 헬스장을 다녔다. 처음에는 고작 일주일에 한 번 1시간만 하고 도망치듯 왔지만 8개월간 꾸준히 다닌 덕에 고관절 통증이 줄고 아프던 무릎과 손목도 튼튼해졌다.

이후 필라테스를 등록해 6개월간 다녔다. 필라테스는 일주일에 두 번은 꼭 참석했는데 재미는 있었지만 관절이 뻣뻣해서인지 특정한 동작은 잘 안됐다. 집에 오면 밤마다 폼롤러로 등을 풀고 소파에 눕던 습관을 버리고 가급적 허리를 세우고 몸을 편 상태로 앉으려고 한다. 아침에는 일어나자마자 팔다리를 쭉 펴는 스트레칭을 하고 목 운동을 한다. 그러고 나면 저리던 몸이 편해지고 하루 종일 관절이 저리거나 피곤하지 않다.

요즘에는 아프면 침을 맞기 전에 먼저 스트레칭과 몸풀기로 고치려고 한다. 이러한 작은 노력들이 모여서 이제는 어깨 관절이나 손목 관절이 잠깐 아프더라도 바로 해결된다. 걸을 때도 몸을 꼿꼿이 펴고 정면을 바라보며 걷는다.

뭐든지 좌우 균형이 중요하다. 한가한 시간에는 햇볕을 받으며 근처 공원까지 걸어갔다 온다. 바깥 공기를 쐬고 햇볕도 쐬면서 틈틈이 운동하면 굳이 마음먹고 헬스장에 가지 않아도 된다.

하지만 얼굴과 몸이 건강하고 나이 들어 보이지 않는데도 어딘가 마음이 썩 편하지 않았다. 뭔가 쫓기는 듯한 기분이 들기도 하고 우울한 마음이 들기도 했다. 이런 기분이 왜 생기는 걸까. 곰곰이 생각해보니 나이가 들면서 경쟁에서 밀리고 시대에 뒤처지지 않을까, 변화하는 미래에 어떻게 살아야 할까, 우리 세대에는 자식이 과연 나를 돌봐주기는 할까, 하는 막연한 불안감에서 비롯된 것임을 알게 되었다.

결국 가장 중요한 것은 내 자신이 스스로 나이가 들었다고 생각하는 것, 그래서 자신감을 잃는 것이 가장 나이 들게 만드는 요인이라는 것을 깨달았다. 이것이 '심리적인 늙어감'이다. 사람을 볼 때 처음에는 외모로 판단하지만 차츰 겪다 보면 외모보다는 그 사람이 가지고 있는 생각과 행동 그리고 말하는 모습으로 그 사람의 나이를 판단하게 된다.

나이가 들어서 더 존경받고 왕성하게 활동하는 배우 윤여정 씨를 보면 얼굴에 주름도 있고 몸도 구부정하게 마른 모습이 나이를 그대로 드러낸다. 하지만 말하는 것이나 연기하는 기품을 보면 어떤 젊은 여성 못지않은 젊음과 활기가 느껴진다. 그녀를 보면서 젊음의 가장 큰 원천은 결국 마음과 열정에서 나오는 것이고, 이것이야말로 스스로의 습관을 바꾸고 더 젊게 살고 싶은 욕망을 일으킨다는 것을 알 수 있다.

나는 오십 이후의 삶의 계획을 수정하기로 했다. 오십 이전의 삶은 오직 내 성공과 가정의 행복, 자녀의 성장에 초점을 맞춘 삶이었다면, 오십 이후의 삶은 내가 사회에 쓰임이 되고 의미가 되는 삶을 살겠다는 계획을 세웠다. 이웃을 돌보고 환자들에게 더 따뜻하게 대하고 전쟁 중인 나라의 아이들에 대한 구호에도 작은 보탬이 되어야겠다고 생각했다. 한의사로서 남을 위로하고 많은 희귀질환을 연구해보고 싶다는 꿈도 꾸었다.

젊음의 최면을 거는 4단계

√ **1단계** : 젊어지려는 마음이 젊음을 만든다

이제 노인이라는 단어는 사라지고 있다. 당신은 앞으로 10년을 덤으로 얻었고, 이 10년을 어떻게 살 것인가는 당신에게 달렸다. 젊어지는 것은 결국 젊어지려는 생각에서 비롯된다. 그러나 어느 날 갑자기 로또에 당첨되는 것이 아니라 꾸준히 로또를 샀을 때 당첨되는 것처럼 젊음도 지금부터 생각하고 꿈꿔야만 이루어지는 것이다.

이제 젊음은 우리가 만들어가야 하는 꿈이 되었다. 갱년기라는 위기가 이제 당신에게 기회가 되어 더 젊은 나를 만드는 계기가 되기를 바란다. 그러려면 나의 생각과 계획을 모두 바꾸어 노후의 계획이 아니라 지금 다시 젊어지는 계획으로 바꾸어야 한다.

✓ 2단계 : 자신감을 되찾아라

나이가 들면 실수가 잦아지고 자주 잊어버리게 된다. 쉽게 지치고 이제는 밤새는 일은 생각하지도 못한다. 야근도 힘들고 출장도 버겁다. 그래서 주변에서 나를 나이 든 사람으로 취급한다. 이제 나는 쓸모없는 사람이 되어가는 듯하다. 이런 부정적인 생각들이 쌓이면 점점 자신감이 떨어진다.

그러나 이런 생각은 사회 초년생이었을 때도 신혼 초에도 했던 생각이다. 우리는 누구나 실수할 수 있고 잊어버릴 수 있고 피곤할 수 있다. 그러니 완벽하려는 생각을 버리고 가장 잘

할 수 있는 것을 생각하자. 나이가 들어서 노련하고 스트레스를 덜 받고 관계를 잘 만드는 능숙함이 무기가 될 수 있다. 스스로 자신의 가치를 찾아라. 내가 가장 잘할 수 있고 가장 기쁘게 할 수 있는 일에서 자신감을 찾길 바란다.

✓ 3단계 : 자신에게 투자하라

시간이 없어서 안 돼.

나이가 들어서 안 돼.

스트레스가 많아서 안 돼.

몸이 힘들어서 안 돼.

할 일이 많아서 안 돼.

돈이 없어서 안 돼.

당신은 지금 이러한 핑계로 자신을 돌보기를 거절하고 있지는 않은가? 아파서 중병에 걸린 자신을 상상해보라. 누가 자신을 돌볼 수 있겠는가. 지금보다 더 나이가 든다면 우리는 정말로 아무것도 할 수 없을 수도 있다.

스트레스나 몸이 힘들어서 아무 생각이 없을 수도 있다. 그러나 나에게 투자하고 휴식을 취해 좋은 몸을 만든다면 웬만

한 스트레스는 문제가 되지 않는다. 몸이 힘들지 않을 수 있다. 그런데도 사람들은 바쁘다는 핑계를 댄다. 나 역시도 몹시 바쁘다. 그러나 반드시 수면시간 8시간과 휴식 시간, 운동 시간은 확보한 후 다른 일을 한다.

내가 하루라도 아파서 일을 못하게 되어 돌아올 손실을 생각한다면 이 시간은 정말로 소중한 시간이다. 자신에 대한 투자는 곧 돈이다. 어떠한 일보다도 돈보다도 더 중요한 가치가 있다는 사실을 알고 자신에 대한 투자를 아끼지 말자. 이제는 이런 생각으로 자신을 바꿔가야 한다.

나를 위한 시간을 내야겠어.
나이가 뭐가 중요해. 할 수 있어.
스트레스는 생각하기 나름이야.
즐거운 일을 한다면 힘든 건 중요치 않아.
할 일은 조절하고 나에게 투자하겠어.
돈보다 내가 중요해. 내가 바로 돈이야.

서핑하는 사람들은 서핑을 하기 위해 물이 흐르는 반대 방향으로 노를 저어나간다. 멀리 나갈수록 돌아오는 쾌감은 더 짜릿하다. 이 한 번의 즐거움을 위해 열심히 노를 젓는 서퍼들처럼 이제 우리는 시간을 거스르기 위한 노력을 해야 한다.

그러려면 나의 고정적인 생각과 습관, 핑계들을 냉정하게 돌아보고 가장 우선순위에 나를 올려놓아야 한다. 아파서 병이 깊어지면 이미 늦다. 시간은 우리를 기다려주지 않지만, 우리는 시간을 만들어낼 수 있고 마음만 먹는다면 무엇이든 할 수 있다.

✓ 4단계 : 나의 미래를 꿈꿔라

'내가 그 나이면 뭘 해도 했을 건데.'

시어머니가 어느 날 예순 살의 여성을 보며 했던 말이 생각난다. 교장 선생님으로 정년퇴직을 하고 대내외적으로 많은 일들을 해내신 여장부이었던 시어머니는 자신이 사업을 해보지 못한 아쉬움이 있었다.

육십은 뭐든 할 수 있는 나이라는 이 말이 그 당시에는 와닿지 않았는데 이제 나도 나이가 제법 들어보니 뭐든 하고 싶은 일이 있다면 지금 시작해야겠다는 것을 알았다. 일흔에 지금 시도하지 못한 일에 대해 후회를 할 수도 있겠구나. 이제 구십을 바라보는 시어머니는 다시 태어난다면 화가가 되고 싶단다.

무언가 하고 싶은 꿈이 있다는 것은 감사한 일이다. 지금 이 나이에 가능할까라는 생각으로 주저하고 있다면 이제는 본격적으로 꿈을 꾸고 계획을 세워볼 때다. 꿈을 꾸는 순간부터 젊음의 에너지가 생기고 다시 살아나는 기분이 든다. 그리고 자신을 일으켜서 젊어지고 오래 살 계획을 세우게 된다. 싫어하던 운동도 하고 싶고 안 먹던 고기를 먹어서라도 건강을 되찾고 싶어질 것이다.

꿈은 자신을 움직이고 변화시킨다. 이제는 남의 꿈이 아니라 내 꿈을 꾸고 그것을 노트에 적어 보자. 그리고 이 꿈을 위한 아주 작은 것부터 시작하자.

2
잘 자는 미녀가 되라

"잠이 통 안 와요. 푹 좀 자게 해주세요."

언제부터인가 잠이 안 온다며 한의원을 찾는 환자가 많아졌다. 젊어서는 잘 자던 사람도 나이가 들면 밤에 잠을 못 자고 낮에는 틈만 나면 졸리는 상태가 된다.《동의보감》에서 나이가 들어서 잠이 안 오는 이유를 혈이 부족해지고 밤에 양기가 올라오기 때문이라고 했다.

갱년기가 되면 음혈이 적어지고 양기가 많아진다. 양기는 생활에너지와 같은 것인데, 밤에 양기가 많아지면 정신이 말똥말똥해서 도무지 잠이 들지 않는다. 현대의학에서는 수면을 멜라토닌의 작용으로 설명한다. 낮에는 멜라토닌이 적게 방출되어서 깨어있게 하고, 밤이 되면 멜라토닌이 많이 방출되어서 잠을 자게 한다. 그런데 나이가 들면 멜라토닌의 양이 조절이 안 되어서 밤에는 잠이 안 오고 낮에는 졸게 된다는 것이다.

갱년기는 예전이나 지금이나 똑같이 겪는 것인데 유독 현대인에게 불면증이 더 심한 이유는 무엇일까? 사람의 생체시계는 해의 사이클에 맞춰져 있다. 해가 뜨면 일어나고 해가 지면 잠이 들도록 세팅이 되어있다. 신생아가 태어나고 한 달이 지나서부터 잠 투정을 하기 시작하는데, 이때 수면 습관을 잘 길러주면 이 습관이 평생의 수면 습관이 된다.

잠을 못 자는 사람들의 환경을 살펴보면 직장에서 늦게 퇴근해 밀린 집안일을 하거나 밤에 출근하고 새벽에 퇴근하는 사람도 있다. 집에 있는 가정주부는 밤늦게까지 공부하는 자녀를 기다리다 수면시간을 놓치기도 한다. 이렇게 일정하지 않은 수면 패턴을 갖고 있던 사람들이 갱년기가 되면 잠이 드는 것이 더 힘들어진다.

갱년기에 잠을 잘 자지 못하는 사람들은 대체로 다음과 같은 특징이 있다.

- 밤만 되면 등에 열이 오르고 땀이 많아지면서 잠을 못 잔다.

- 밤에 소변을 보느라 여러 번 깨고, 그런 후 다시 잠이 들지 않는다.

- 잘 시간을 놓치면 이후에 잠을 자지 못한다.

- 스트레스가 많아서 자면서도 고민하느라 못 잔다.

- 원래 잠이 없는데 더 심해졌다.

- 우울증이 심해지면서 잠을 자지 못한다.

- 전에는 잘 잤는데 갱년기 이후 잠 드는 것이 너무 힘들다.

네 가지 수면 습관

잠은 내일을 위한 준비기간이다. 낮이 되면 양기가 몸 전체를 돌면서 눈을 뜨고 활동하게 만든다. 먹고 움직이고 일하고 즐겁게 사는 모든 과정은 에너지를 사용하는 과정이다. 이 에너지는 세포 속 미토콘드리아가 만들어내는데, 밤이 되면 양기가 몸 안쪽으로 들어가고 기초대사량이 줄어들면서 오장육부를 쉬게 하고 뇌의 기능도 최소화한다. 그러면서 낮에 쌓였던 노폐물을 청소하고 세포를 재생시키고 호르몬을 만들고 적혈구, 백혈구들을 생산하는 일에 집중한다. 내일 쓸 모든 물질을 만들어낼 준비를 하는 것이 잠을 자는 이유다.

F는 폐경 이후 몸이 자주 피곤하고 어지럽고 대상포진이 반복적으로 발생하는 여성이다. 어떤 치료로도 해결이 되지 않았다. 자신이 아픈 원인이 수면 부족 때문일 수 있다고 생각해 신경정신과에서 수면제를 처방받아서 먹고 잤더니 아픈 증상이 많이 회복되는 경험을 했다. 너무 부지런한 사람이라 낮잠도 자지 않고 하루에 6시간만 자던 사람이었는데 갱년기에는 3시간도 채 못 자고 한 번 깨면 다시 잠을 못 잤다.

낮에 직장에서 일하고 저녁에는 딸의 아이를 봐주면서 매일 운동을 게을리하지 않으면서 나름대로 건강관리를 잘하고 있다고 믿었던 F는 과로가 불면의 원인이라는 것을 깨닫고는 낮에 잠시라도 틈이 나면 자고 밤에는 숙면을 취하려고 노력 중이다.

나이가 들면 가장 힘든 것이 제시간에 자는 것과 숙면을 취하는 것이다. 갱년기에 젊어지고 건강하게 사는 방법 중 가장 중요한 것이 좋은 수면 습관을 기르는 것이다. 잠을 자는 시간을 아까워하지 말고 수면 패턴이 깨지지 않도록 일정한 수면 습관을 유지하는 것이 무엇보다 중요하다.

☑ 수면 습관 1 : 자신에게 맞는 수면시간을 확보하라

모든 사람이 8시간 자야 하는 것은 아니다. 어떤 사람은 6시간만 자도 충분히 피로가 풀리고 정상적인 상태가 된다. 또 어떤 사람은 8시간을 자야 피로가 풀리는 사람도 있다. 이것은 자신이 몸 상태로 알 수도 있지만 하루 중 체중의 변화를 통해서도 알 수 있다.

자기 전 소변을 본 상태에서 체중을 재고 아침에 일어난 뒤 소변을 보고 나서 체중을 재라. 만약 체중이 600g 이상 감량이 되었다면 잠이 충분하다고 볼 수 있다. 그러나 체중 변화가 없거나 400g 이하가 감량됐다면 잠이 불충분해서 그럴 수 있다. 아침에 일어났는데 얼굴이나 몸이 붓지 않고 바로 일어날 수 있고 하루가 상쾌하다면, 그 시간이 나의 적정한 수면 시간이다.

√ **수면 습관 2** : 야식을 먹으면 잠을 편하게 잘 수 없다

수면이 부족하면 호르몬의 일종인 렙틴의 분비가 저하되고 그렐린의 분비가 늘어난다. 렙틴은 체지방이 분해되면서 분비되는 포만을 알리는 호르몬이고, 그렐린은 위벽에서 분비되는 호르몬으로 공복을 알린다. 밤을 새서 일을 하거나 영화를 보는 사람들이 밤늦게 야식을 먹는 것은 위벽에서 분비된 그렐린이 공복을 알려서 탄수화물 섭취를 통해 에너지를 보충하라는 신호를 보내기 때문이다.

우리 몸의 소화기는 낮에 활성화되고 밤에는 쉬도록 세팅되어 있다. 그런데 밤 9시가 넘은 시간에 음식을 먹게 되면 위의 소화력이 50퍼센트로 떨어져서 밤새 소화를 시키느라 잠을 설치게 하고 남은 음식은 제대로 사용되지 못해 몸에 쌓이게 된다.

에너지를 소화에 다 사용하느라 호르몬과 여러 물질들을 미쳐 다 만들어내지 못하기 때문에 다음날 심한 피로감을 느끼고 식욕이 늘어난다. 결국 살이 찌게 된다.

☑ **수면 습관 3** : 저녁 식사는 고단백질을 피하고 가볍게 먹어라

저녁 약속의 주메뉴는 육류인 경우가 많다. 육류에는 뇌를 각성시키는 아미노산인 타이로신이 많이 함유되어 있다. 또한 단백질은 소화 시간이 길어서 오랜 시간 동안 위에 체류하면서 숙면을 방해한다.

저녁에 고기를 먹고 자면 밤새 위가 소화를 시키면서 꿈을 많이 꾸게 되고 불필요한 위산을 많이 분비해서 속이 쓰리거나 더부룩하다. 저녁에는 단백질보다는 소량의 탄수화물을 섭취하는 것이 수면에 좋다. 탄수화물은 뇌의 긴장을 풀어주고 기분을 좋게 만들어 잘 자게 돕는 세로토닌과 멜라토닌 등을 생성시키는 데 효과가 있다. 하지만 탄수화물 역시 많이 섭취

하면 위에 부담을 주기 때문에 소량의 식사로 소화가 완전히 된 상태에서 잠을 자야 한다.

✓ 수면 습관 4 : 편안한 수면 환경을 만든다

갱년기가 되면 감정적으로도 예민해지고 몸 상태도 자주 바뀐다. 편안한 침구와 적당한 온도, 조용한 환경, 주변의 방해물 제거 등 숙면에 필요한 요건을 잘 갖추어야 한다. 가장 잠이 잘 오는 시간에 자려고 노력하고 물을 적게 마셔서 소변을 보기 위해 깨는 시간도 최소화한다.

잠이 안 올 때는 따뜻한 물로 샤워나 안마기로 몸을 풀어주고 나면 잠이 잘 오기도 한다. 집에서 누군가 수면에 방해가 된다면 대화를 통해 서로의 불편사항을 개선할 필요가 있다.

불면증 치료

이러한 노력에도 불구하고 하루 1시간도 제대로 자지 못하는 사람도 있다. 이런 경우에는 전문가와 약의 도움을 받아서라도 잠을 자는 것이 좋다. 그러나 초기 수면에 도움을 받았다면 약을 중단하고 스스로 수면을 조절할 수 있도록 습관을 들여야 한다.

한약 역시 마음에 불안증이 있거나 생각이 많거나 갱년기 증상이 심한 경우, 너무 피로가 쌓인 경우 등은 효과가 좋다. 몸의 상태에 따라 처방이 달라질 수 있으므로 정확한 진단을 받은 후 처방을 받아야 한다.

요즘에는 불면증에 도움이 되는 멜라토닌제제나 건강보조 식품도 많이 나와 있다. 선택할 때 믿을 만한 제약사인지 살펴보고 약물의 성분을 꼼꼼히 숙지한 다음 복용한다. 사람마다 불면증의 원인이 다르고 자신에게 맞는 약이 다르기 때문에 주변 사람으로부터 권유받아서 복용하기보다는 전문가의 도움을 받아 복용하고, 무엇보다 약물에 지나치게 의지하지 않는 것이 좋다.

3
배변 습관이 기적을 만든다

건강을 유지하는 데 타고난 세 가지 복이 있는데, 바로 '잘 먹고 잘 자고 잘 싸는 것'이다. 잘 먹고 잘 자는 것은 어느 정도 해결되어도 잘 싸는 것이 힘들어서 고통받는 사람들이 의외로 많다.

변비는 수많은 여성들의 고민거리 중 하나다. 특히 다이어트를 하려는 사람 중에 상당수가 변비 때문에 고민이라고 말한다. 나는 체력이 좋은 편은 아니었는데 감사하게도 잘 먹고 잘 자고 잘 싸는 데 타고난 사람이었다.

굳이 먹는 것을 가리지 않아도 어떤 때는 먹은 양이 적은데
도 싸는 데 지장이 없었다. 그런데 언젠가부터 나에게도 변비
가 찾아왔다. 갱년기 초기 무렵부터 식사보다 빵과 달달한 간
식을 즐겨 먹으면서 배변이 힘들고 배에 가스가 차오르기 시
작했다. 배변을 여러 번 시도해도 나오지 않고 너무 힘을 줘서
급기야 항문에 치질까지 생겼다.

프로바이오틱스를 먹어 보거나 커피를 끊어 보기도 하고,
한방 변비약을 먹고 시원하게 배변을 보기도 했지만, 매일 일
정하게 배변하던 때에 비해 장에 가스가 늘 차 있고 불편한 느
낌이 들어서 힘들었다. 이런 상황을 반복하다가 고민 끝에 나
만의 배변 루틴을 만들었다.

매일 아침 일어나자마자 의식처럼 배변을 하러 간다. 배변
할 때의 자세는 엉덩이를 뒤로 빼고 아랫배에 힘을 주며 허리
를 바로 세워야 한다. 골반과 허벅지를 조여야 항문근이 수축
이 되기 때문에 발아래 받침을 두거나 까치발을 해서 무릎이
아랫배보다 위로 올라가야 힘을 주기에 좋다.

배변할 때 나는 휴대전화를 가지고 가서 뉴스를 보는데 배
변이 잘 안되면 초조하거나 성격이 급한 탓에 느긋하게 배변
도 하고, 이 시간을 유용하게 쓰려는 목적도 있다.

처음 습관을 들일 때는 아침에 바로 배변이 나오지 않아서

매일 아침에 당근과 사과를 갈아 마셨다. 당근주스가 의외로 나와 잘 맞는지 모처럼 배변을 시원하게 했다. 하루에도 여러 번 배변해서 장이 완전히 비워진 상쾌한 기분이 들었다. 이후부터는 매일 사과나 바나나, 토마토, 자두 등 과일을 의식적으로 먹고 있다.

배변에 어려움을 느끼는 사람은 누워있을 때 따뜻한 팩을 아랫배에 대고 두 손으로 아랫배를 시계방향으로 돌리면서 장운동을 하면 좋다. 굳어있는 대장을 부드럽게 풀어주어 변이 직장 쪽으로 이동해 배변 욕구를 느끼게 한다. 배변 전에 비데로 온수 마사지를 해 항문을 자극하는 것도 좋다.

장이 건조해서 배변할 때 통증이 느껴지고 딱딱한 변을 보는 사람은 아몬드나 땅콩, 아보카도 같은 지방이 많은 음식을 먹거나 매일 아침 올리브오일을 한 숟가락 정도 먹으면 도움이 된다. 장이 건조해지지 않도록 매일 물을 3컵 이상 마시는 것도 장 운동에 좋다. 프로바이오틱스나 유산균을 섭취하는 사람도 있지만, 사람에 따라 다를 수 있으므로 자신에게 맞는 음식을 골라서 일정하게 먹는 것이 좋다.

여성이 남성에 비해 변비로 고생하는 비율이 높은 것은 여성호르몬인 황체호르몬이 장에 가스를 유발하고 장 운동을 방해하는 이유다. 하지만 여성이 남성에 비해 예민하고 스트레스에 민감한 원인도 있다. 유난히 청결의식이 강한 여성들은 외부에서 배변을 못 하거나 남을 의식해서 참는 경우가 많다. 특히 직장을 다니는 여성들은 근무 중에 배변을 참다가 배변 시기를 놓쳐서 습관성 변비가 생길 수 있다.

배변은 일정한 시간, 일정한 장소에서 편하게 보는 습관을 기르면 습관성 변비가 덜 생긴다. 이런 여러 요인들을 고려할 때 아침에 잠이 깬 다음에 배변을 하고 출근한다면, 장이 편안해 기적같이 평온한 하루를 시작할 수 있을 것이다.

아침 5분 쾌변 습관 만들기

✓ **배변 습관 1** | 아침에 일어나면 제일 먼저 화장실에 간다.
여성들 중 시간이 없어서 배변을 못 하는 사람이 많다. 또한 아무 데서나 배변을 못 하고 휴가나 출장을 가면 배변을 못 하는 사람들도 많다. 이렇게 여러 이유로 배변을 놓치게 되면 장에 독소가 쌓이고 장 근육이 무력해진다.

장의 연동운동은 평활근의 수축과 이완으로 이루어지는데, 규칙적인 운동을 하지 못하면 그대로 장이 굳어버리고 장점막의 윤활유가 부족해서 장이 건조해진다. 늘 일정한 시간, 일정한 장소에서 배변하는 습관을 들이면 장이 편안한 마음으로 운동할 준비를 하게 된다. 아침에 눈을 뜨면 잠을 깰 겸 바로 화장실에 가서 배변을 하면서 뉴스나 음악을 듣는 여유를 갖는다.

☑ **배변 습관 2** ⏐ 배변에 도움이 되는 과일, 채소, 프로바이오틱스, 기타 도움되는 음식을 챙겨 먹는다.

- **배변에 좋은 과일** ⏐ 바나나, 포도, 멜론, 키위, 오렌지, 사과, 자두
- **배변에 좋은 채소** ⏐ 죽순, 숙주, 당근, 상추, 호박, 피망, 토마토, 고구마
- **기타 배변에 도움이 되는 음식** ⏐ 올리브오일, 두유, 아몬드, 땅콩, 마카다미아
- **배변에 좋지 않은 음식** ⏐ 치즈, 생우유, 버터, 마가린, 튀김류, 육류, 치킨, 밀가루 음식

☑ **배변 습관 3** ⏐ 매일 30분 정도 하체 운동을 한다. 걷기, 계단 오르기, 수영, 달리기, 스쿼트 30개 등.

☑ **배변 습관 4** ⏐ 배변 전 하복부를 핫팩으로 따뜻하게 하고 복부를 누르듯이 시계방향으로 마사지해준다.

4
건강을 완성하는 하루 30분 운동법

현대인은 서있거나 걷는 일보다 앉아있는 시간이 많다. 앉아서 식사하고 출근할 때도 앉아서 가고 직장에서도 주로 앉아있다. 앉아서만 있게 되면 복부가 처지고 엉덩이는 펑퍼짐해진다. 갱년기가 다가오면 엉덩이의 쿠션 역할을 하는 근육이 빠지면서 엉치가 아프고 허리 근육도 약해진다.

복부와 엉덩이, 그리고 허리는 몸의 중심축으로서 일어설 때나 앉을 때 상체가 무너지지 않도록 지탱해주는 역할을 한다. 또한 엉덩이는 영양분의 저장고이기도 하다. 음식 섭취로 들어온 포도당을 저장해 긴급할 때 에너지를 공급하는 역할을 한다.

엉덩이와 척추 주변 근육이 부실하면 걸을 때 균형을 잡기 힘들어서 잘 넘어지고 허리와 다리를 튼튼하게 잡아주지 못해서 엉덩이가 뒤로 빠지고 다리 사이가 벌어지는 노인 체형으로 변하게 된다. 걸을 때도 쉽게 넘어져서 골절이 생기기 쉬워진다. 엉덩이 근육이 튼튼하면 회복력이 좋아서 골절이 빠르게 치료되는데, 근육이 충분하지 못하면 골절 후 회복 속도가 느려서 후유증을 겪게 된다.

건강하고 예쁜 엉덩이는 엉덩이 근육이 고루 발달해서 탄력이 있고 들려있으면서 오리엉덩이처럼 빠져 있는 것이 아니라 사과 모양으로 예쁘게 받쳐진 엉덩이를 말한다. 이러한 엉덩이가 되려면 배도 날씬하고 복근도 발달하며 허리 근육도 튼튼해야 된다. 그래서 '애플힙'을 만드는 운동 프로그램이나 다양한 운동 기구들도 많다.

운동은 자신의 몸 상태에 맞게 잘 골라야 한다. 2000년대 초반에는 요가가 인기였다. 요가는 원래 인도에서 정신 수양의 일환으로 발전했는데 근육의 긴장을 풀어주고 유연성과 부드러움을 강조하는 수련 방법이었다. 요가는 신체의 유연성을 향상시켜주고 스트레스를 풀어주는 효과가 있지만, 근육을 강화시키는 운동은 아니다. 스트레칭 위주라서 근육량이 적거나 관절이 약한 사람은 오히려 관절에 무리가 된다. 그래서 체력이 약한 사람이 요가를 시작하는 것에는 주의가 필요하다.

요즘에는 헬스나 필라테스가 대세다. 헬스는 전문 트레이너가 개개인의 신체 상태에 맞는 정확한 운동 방법을 지도하면서 잘못된 운동으로 인한 부작용을 막고 필요한 근육을 적절히 강화시키는 방식으로 과거보다 전문화되고 체계적으로 바뀌었다.

작년 초에 나 역시 전문 헬스트레이너에게 1년간 트레이닝을 받은 적이 있다. 어릴 때부터 운동보다는 앉아서 책을 읽거나 손으로 하는 놀이를 좋아해서 학교에서 돌아오면 거의 집밖으로 나가는 일이 없었다. 다행히 학교가 집에서 2km 떨어진 곳에 있어서 초등학교와 중학교를 걸어서 다닌 덕에 그나마 다리는 튼튼했다.

하지만 등이 굽은 편이고 늘 어깨와 척추가 뭉치고 결리는 증상이 있었다. 그런데 2년 전부터는 우측 고관절 부위가 아프더니 좌측 무릎도 가끔 아프고 오래 걸으면 발목에도 무리가 오기 시작했다. 그래서 한의원 근처 헬스장에 등록하고 트레이닝을 받았다.

헬스는 유산소 운동과 근력 운동을 병행하며 다양한 근육들을 강화시키는 데에 집중했다. 지방을 줄이고 근육을 늘리는 것이 목적인데, 심미적으로 아름다운 근육을 만들거나 체력을 키우려는 사람들이 하기에 적합한 운동이다. 주의할 점은 초보자가 헬스를 할 때 욕심을 부려서 무게를 늘리면 관절에 무리를 줄 수 있다. 관절이나 인대는 한 번 손상을 입으면 복구가 힘들고 회복하는 데 시간이 오래 걸린다.

나는 매주 두 번 1년간 하체 근력 운동과 어깨근육 강화 운동 등을 한 덕에 처음보다는 근력이 좋아지고 아프던 고관절 통증도 많이 없어졌다. 그러나 복근이 생기거나 몸매가 예뻐지는 효과는 적었다. 앉아서 일을 하는 특성상 허리와 엉덩이의 근육이 약해져 있고, 최근에는 고관절의 움직임이 뻣뻣하고 다리가 붓고 저리는 증상이 자주 있었다. 그래서 이후 필라테스로 바꿨다.

필라테스는 1910년대 제1차 세계대전이 발발한 당시 독일인 요제프 필라테스가 포로들의 운동과 재활을 위해 만든 운동법이다. 초기에는 침대와 매트리스를 이용해 스스로 움직이기 어려운 환자들이 기구에 의지해 근력을 키우도록 고안된 운동이었다. 필라테스는 스트레칭과 호흡법을 이용해 균형 잡히고 탄탄한 근육을 잡아주는 데 효과적인 운동이다.

보통 우리가 생활할 때는 자주 하는 동작만 반복하게 되므로 발달되는 근육과 약화되는 근육이 있게 마련이다. 근육이 약화되면 짧아지고 주변 근육에 무리를 주어 통증이 발생하게 된다. 필라테스는 이런 약화된 근육을 골고루 발달시켜주어 한 근육에 무리가 오는 것을 막아준다.

또한 복부와 엉덩이, 척추에 이르는 몸의 중심부 근육 중에 서도 심층부에 있는 근육을 강화시키는 운동 방법이다. 예를 들어, 사람 모양의 인형을 만든다고 가정하면 제일 먼저 뼈대 를 만들고 가는 천으로 뼈대가 움직이지 않게 단단히 고정한 다. 그 다음 큰 천으로 다시 한 번 감싸게 되는데, 이 뼈대를 묶 어주는 속 근육을 강화시키는 것이 필라테스라고 볼 수 있다. 속 근육 중에서도 척추부터 허리와 복부에 이르는 중심부 근 육을 코어라고 하는데, 이 부분은 우리가 서있을 때와 걸을 때 몸의 중심을 잡는 데 가장 중요한 근육이다.

"오른쪽 장요근이 짧아지셨네요. 앉아서 일을 많이 하셔서 그래요."

처음 필라테스에서 하체운동을 할 때 지도했던 선생님이 한 말이다.

장요근은 허리뼈부터 골반을 지나 앞다리뼈(대퇴골두)에서 머리까지 연결된 근육이다. 일어날 때 허리를 받쳐주고 골반 을 감싸며 다리를 펴게 하는 역할을 하는데, 오래 앉아있으면서 스트레칭을 하지 않으니 근육이 굳어 짧아져서 자주 통증을 일으켰던 것이다.

같이 필라테스를 하는 그룹 중에는 나와 비슷한 나이도 있고 20대 초반의 젊은 여성도 있다. 대체로 다른 동작들은 비슷하게 하는데, 골반과 복근을 스트레칭할 때는 나와 비슷한 또래의 회원만 유독 유연성이 떨어진다.

나이가 들어갈수록 복부에 살이 찌고 엉덩이가 처지는 것은 노화가 진행되며 나타나는 외형적인 변화다. 이렇게 되면 골반 주변부 근육이 경직되면서 걸을 때 반듯한 걸음걸이가 나오지 않는다. 그렇지만 근육은 노화가 없다. 단련하면 단련할수록 강해지고 튼튼해진다. 그러니 몸의 중심인 코어를 강화시키는 운동을 꾸준히 하자.

운동은 천천히 꾸준히

운동이 좋다고 매주 등산을 하거나 무리해서 걸으면 오히려 관절을 상하게 하고 나중에는 수술해야 되는 상황까지 올 수도 있다. 남편은 한동안 한강을 5시간 이상 자전거를 탔다가 무릎관절이 손상되어 고생한 적이 있다. 잘못된 자세로 오래 걸어서 고관절에 무리가 오는 사람들도 있다. 한편 운동보다는 휴식이 필요한 사람이 운동을 열심히 해서 오히려 몸이 붓고 살이 더 찌는 경우도 많이 본다. 그래서 운동은 시작하더라도 천천히 늘리고, 자신에게 필요한 운동부터 시작하는 것이 좋다.

나는 헬스를 할 때나 필라테스를 시작할 때 지도자에게 몸 상태를 정확히 설명하고 시작한다. 그리고 나에게 필요한 운동을 적절히 한다. 원래 운동을 싫어하던 성격이라서 무리하게 운동하면 쉽게 지치고 안 하고 싶어진다.

그래서 발전이 느리더라도 천천히 꾸준히 하는 방법을 택했다. 걷는 것도 빠르게 걷는 것보다 생각하고 주위를 둘러보며 천천히 걷는 것을 즐긴다. 숨이 차는 오르막보다는 오래 걸을 수 있는 평지로 걷는 것을 더 좋아한다. 걸음이 빠른 남편하고 다닐 때는 늘 뒤에서 따라가는 편이지만 우리는 각자의 방식으로 운동하는 것을 즐긴다.

운동은 경쟁하거나 빠르게 성과를 내려고 하면 낭패를 본다. 심장에 무리를 주거나 관절에 이상이 올 수 있다. 그래서 조금이라도 무리가 온다 싶으면 쉬는 것을 권한다. 천천히 강화되는 것이 다치는 것보다는 낫다. 특히 나이가 들어서 한 번 손상을 입으면 후유증이 오래가고 회복이 더디다. 그래서 운동할 때는 부상을 피하는 것이 아주 중요하다. 운동으로 다이어트를 하면 득보다 실이 많은 경우가 있다. 다이어트를 하려고 운동하다 보면 무리를 하는 경우가 많기 때문이다. 그래서 열심히 운동하다가 다쳐서 중단한 경우를 많이 봐왔다. 천천히 꾸준히 운동을 하면 빠르게 감량이 되지는 않지만 대사기능이 좋아지고 근육이 늘어나면서 체중을 관리하는 데 더 도움이 된다.

하루 30분 운동 습관

1. 아침에 일어나면 가볍게 스트레칭을 한다

스트레칭은 몸을 늘이는 스트레칭과 관절과 근육을 부드럽게 풀어주는 스트레칭이 있다. 나이가 들면 관절이 구부러지면서 등이 굽고 다리가 휜다. 이렇게 몸이 굽으면서 모든 관절질환이 시작된다. 팔다리와 허리를 늘이는 스트레칭을 매일 5분씩 꾸준히 하면 관절 건강과 몸매 교정에 도움이 된다.

- 팔과 겨드랑이를 반듯하게 펴고 늘려주는 스트레칭을 한다.
- 다리를 펴고 허리를 늘리는 스트레칭을 한다.
- 목과 팔, 발목 돌리기를 하면서 작은 관절을 풀어준다.

2. 매일 30분 걷는 습관을 들인다

걸을 때는 시선을 정면을 보고 목과 허리를 반듯하게 세우고 걷는다. 좌우 균형을 맞추고 반듯하게 걷되 다리를 쭉쭉 펴면서 팔을 가볍게 흔들며 걷는 것이 좋다.

- 모델의 워킹처럼 몸을 세우고 당당하게 걷는 습관을 들인다.
- 무릎관절이 안 좋은 사람은 계단을 오르내리는 것은 피하고 가급적 평지를 걷는다.
- 신발은 발에 맞는 쿠션감이 있고 편한 운동화를 신는다.
- 맨발 걷기가 좋지만 발에 상처가 생기지 않도록 주의한다.
- 출퇴근이나 쉬는 시간을 활용해 걷는 습관을 들이는 것이 중요하다.

3. 자기 전 가벼운 몸풀기 운동으로 긴장된 근육을 풀어준다

- 자기 전에 앉아서 발목과 종아리를 풀어준다.
- 손이 자주 저린 사람은 팔과 손목 스트레칭을 한다.
- 폼롤러를 이용해 목과 허리 주변을 풀어준다.

5
돈 안 쓰고 주름 막는 방법

젊은 쥐와 늙은 쥐로 젊어지는 비밀을 연구하던 한 실험실에서 한창 왕성한 젊은 쥐와 늙은 쥐의 개체를 연결하는 실험을 했다. 두 마리 쥐의 복부를 각각 절개한 다음 서로 결합하면 상처가 회복되는 과정에서 혈액을 주고받게 되는데, 늙은 쥐가 점점 젊어지는 결과가 나왔다. 늙은 쥐의 심장비대 증상이 개선되고 근육세포도 재생되었다. 또한 젊은 쥐의 피를 늙은 쥐에게 수혈하자, 기억력이 좋아지는 결과가 나왔다. 이것은 젊은 쥐의 혈액 속에 '젊어지는 물질'이 있다는 것을 보여준다.

혈액 속에 젊어지게 하는 성분이 많으면 나이가 들어도 늙어 보이지 않는다. '늙었다'와 '젊어 보인다'는 보통 얼굴을 보고 판단하게 되는데 피부의 탄력도, 피부색과 주름의 정도로 판단한다.

그러면 얼굴의 어떤 부분이 젊어 보이게 하는 역할을 하는 걸까? 우리가 흔히 원하는 탱탱하고 탄력있는 얼굴은 지방층을 감싸고 있는 바탕질이 그 역할을 한다. 바탕질에는 콜라겐과 엘라스틴이라는 탄력조직과 림프가 있는데, 콜라겐과 엘라스틴은 수분을 함유하고 있는 탱탱한 젤리처럼 얼굴에 탄력감을 주고 주름지거나 처지지 않도록 팽팽하게 잡아주는 역할을 한다. 그런데 폐경기가 되면 콜라겐이 자연스레 줄어들고 얼굴 살이 처진다. 그래서 나이가 들면 충분한 콜라겐이 빠지지 않도록 잘 유지하는 것이 필요하다.

어떻게 관리하면 좋을까? 우리가 먹는 음식 속에 답이 있다. 식사를 하면 위와 소장에서 소화가 되면서 잘게 쪼개진 영양성분들이 혈관을 타고 온몸에 공급되는데, 얼굴에도 영양분을 공급한다. 그래서 얼굴이 젊어지려면 '잘 먹는 것'이 무엇보다 중요하다. '잘 먹는다'는 것은 필요한 것을 필요한 만큼만 먹는다는 것이지, 무턱대고 많이 먹는 것을 의미하는 것이 아니다.

이국적인 모습의 여성 두 명과 그 부모가 내원한 적이 있었다. 친어머니라고 보기에 너무 안 닮았을 정도로 딸들은 갸름한 턱에 피부도 희고 몸매도 좋았다. 상체에 비해 하체가 굵은 편이라 다리만 날씬해지고 싶다며 찾아왔다. 남편은 아내보다 훨씬 젊고 건강해 보였는데 딸들보다는 아내에 대한 걱정이 더 많았다.

"딸들보다 우리 아내 좀 건강하게 해주세요."

나이가 50대 후반인데도 아내에 대한 극진한 사랑이 느껴졌다.

"걱정 마세요"라고 선뜻 대답하고 막상 진료를 시작해보니 그동안 여러 가지 병을 앓아서 몸이 안 좋은 곳이 많았다. 방광염이 자주 생기고 허리가 아파서 운동도 잘하지 못하는 상황이었다. 머리숱이 많이 빠져있으며 얼굴색도 안 좋고 나이에 비해 주름도 많은 편이었다. 그동안 살면서 몸을 제대로 돌보지 못하고 얼굴 가꾸는 것도 거의 신경 쓰지 않고 살았다고 한다. 변비도 심한데다 소변도 하루 세 번 보는 게 고작이어서 몸이 붓는 게 가장 큰 문제였다.

"식사는 주로 어떻게 드세요?"

생선과 해조류를 좋아해서 자주 먹고 음식도 대체로 짜게 먹는 편이라고 한다. 나름대로 소식하면서 건강한 음식을 골라 먹기는 하지만 염분이 많은 음식을 먹는 것이 문제였다.

당분간 생선과 해조류 섭취를 줄이고 콩류와 고구마, 호박, 당근, 감자 등 담백하고 영양이 풍부한 채소를 많이 먹을 것을 권유했다. 그리고 위의 막힌 독소를 풀어주고 소변을 치료하는 처방을 했다. 조위승기탕*은 위에 답답하게 찬 독소를 대변을 통해 빠져나가게 하는 처방이고, 오령탕*은 막힌 소변을 뚫어주는 처방이다. 위 두 처방을 한 후 대소변을 제대로 보기 시작하면서 부종이 빠지기 시작했다.

다이어트를 시작한 지 3일도 채 안 되어서 4kg이 쑥 빠졌다. 초반에 급격히 빠지는 살은 대부분 부종이다. 얼굴은 체중이 4~5kg만 빠져도 금방 티가 난다. 얼굴의 부기가 빠지면서 어둡던 얼굴색이 밝아지기 시작했다.

"살이 빠지니까 딸들 얼굴이 나오네요."

살이 빠져가면서 딸들이 가지고 있던 갸름하고 이국적인 얼굴이 나타나기 시작했다. 피부도 뽀얗고 눈이 크고 코도 오똑해서 '젊을 때는 참 미인이었겠구나'라는 생각이 들었다.

다이어트를 하다 보면 젊어지고 예뻐지는 얼굴에 나도 모르게 감탄이 나오기도 한다. 얼굴 살이 빠져가면서 살 속에 파묻혔던 눈코입이 선명해지고 피부가 맑고 투명해진다. 이중으로 접힌 목선이 가늘어지면 '그분이 맞았나?' 하고 깜짝 놀랄 때도 있다. 짜게 먹는 습관을 바꾸고 몸에 필요한 음식들만 섭취하면서 감량만이 아니라 피부색도 밝아지고 얼굴에도 더 탄력이 생겼다.

피부 건강은 음식 습관이 중요하다. 피부는 식물로 치면 잎과 같다. 물이 부족하면 금방 잎이 처지고 계속 부족하면 말라서 쭈그러든다. 반대로 물을 너무 많이 주면 썩어버린다. 햇빛도 중요해서 적당한 햇빛을 받지 않으면 잎이 누렇게 되고 꽃이 피지 않는다. 그러면 햇볕을 쐬어주거나 영양제를 맞아야 한다. 영양제도 한 번에 많이 주는 것이 아니라 물과 함께 천천히 흡수시켜야 한다. 식물을 기르려면 자주 살펴서 잎의 상태를 보고 물을 주는 게 중요하다.

얼굴도 이와 같다. 음식의 공급과 절제가 필요하다. 너무 잘 먹으면 붓거나 트러블이 생기고 너무 안 먹으면 마르고 주름지게 된다. 그래서 다이어트할 때도 얼굴에 공급되는 수분이나 영양이 되는 채소와 과일을 잘 챙겨 먹으면서 해야 된다. 자주 얼굴을 살피고 노폐물을 제거해주는 것도 필요하다. 그리고 적당히 햇볕을 쐬는 것도 필요하지만, 자외선을 잘 차단해서 빛에 얼굴 피부가 손상되지 않도록 하는 것도 매우 중요하다.

나도 나이가 들어가면서 점이 늘어나고 한 번 햇빛에 검게 타면 쉽게 복원이 되지 않는다. 이마와 눈가에 잔주름도 신경

쓰인다. 그래서 나 역시 나름대로 피부관리에 신경을 쓰고 있다. 아침저녁으로 꼼꼼하게 세안하고 피부가 건조해지지 않도록 수분 크림을 저녁에 잔뜩 바르고 자곤 한다.

나이가 들면 피부가 건조하지 않도록 하는 것과 햇빛에 과다하게 노출되지 않도록 하는 것이 무엇보다 중요하다. 나는 얼굴 건조가 심한 편이어서 겨울이 되면 피부가 따가워지기도 한다. 이럴 때는 피부 관리를 위해 간혹 피부관리숍을 찾기도 한다.

꼭 필요한 경우가 아니면 주로 집에서 혼자 관리하는데 퇴근하면 아무리 바빠도 세안을 제일 먼저 한다. 그리고 충분한 수분을 공급한 다음 주기적으로 간단한 마스크팩을 해준다. 마스크팩도 종류가 많은 편인데 피부 상태에 따라 바꿔주는 것이 좋다. 건조할 때는 아보카도 팩이나 오일 팩을 하고 주름이 많을 때는 콜라겐 팩을 선택한다. 햇볕을 많이 쬐고 나면 알로에나 티트리 팩이 좋다. 평상시에 꾸준히 피부에 신경을 쓰고 관리하면 레이저 치료보다 더 효과적이다.

피부가 젊어지려면 무엇보다 몸속에 혈관이 건강하고 혈액이 젊어야 한다. 건강한 피는 오염되지 않은 깨끗한 피다. 그래서 먹는 음식에 신중해야 한다. 조미가 많이 된 음식보다는 단백하고 신선한 음식이 좋고 무엇보다 소식이 좋다. 얼굴은 몸 상태를 반영하는 거울과도 같다. 건강한 혈액은 맑고 건강한 얼굴로 나타나기 마련이다.

얼굴 피부 속 콜라겐과 엘라스틴을 보호하라

다이어트 전문 한의사로 유튜브 방송을 시작한 지 2개월 정도 되었을 때 한 구독자가 다음과 같은 질문을 달았다.

"볼살까지 같이 빠지면 어떡하죠?"

나이를 정확히 알 수는 없으나 통통한 볼을 사수하기 위해서 자가지방이식을 하는 환자들도 많으니 살 뺀다고 볼이 쑥 들어가서 나이 들어 보이는 것이 걱정되는 마음이 짐작이 갔다. 서른다섯 살만 넘어가도 많은 환자들은 얼굴 살이 빠져서 주름이 질까 봐 극도로 신경을 쓴다. 그래서 다이어트를 망설이는 경우가 많다. 그러나 방법을 모를 뿐 얼굴은 탱탱하게 하고 허리만 쏙 빼는 방법이 있다.

'찌는 원리가 있으면 빠지는 원리가 있는 법이다.'

얼굴 피부조직에는 지방을 둘러싼 콜라겐이라는 조직과 콜라겐들을 묶어주는 엘라스틴이라는 조직이 있다. 콜라겐은 우리가 흔히 먹는 족발의 발가락뼈에 붙어있는 찐득하고 쫄깃한 젤리 같은 성분이다. 그리고 엘라스틴은 탄력이 있는 강한 고무줄처럼 콜라겐과 콜라겐을 묶어준다.

콜라겐과 엘라스틴은 얼굴을 탱탱하고 탄력 있게 만드는 역할을 하는데 마흔 살이 넘어가면 생성 속도가 느려지기 시작한다. 그래서 피부가 늘어지고 주름이 지는 원인이 된다. 이 두 성분들은 단백질을 원료로 만들어지지만 기본 구조가 커서 우리가 콜라겐을 많이 먹는다고 그대로 흡수되지는 않는다.

콜라겐은 피부에 발라도 세포 안으로 들어갈 수 없다. 그래서 음식을 섭취해서 세포 내에서 생성되는 수밖에 없다. 콜라겐을 직접 주입하는 주사들도 있으나 주입해도 얼마 안 가서 분해되어버린다. 상대적으로 엘라스틴은 샴푸부터 린스, 크림, 로션 등 다양한 제품에 함유되어 있어서 관심만 가진다면 충분히 외부에서 공급이 가능하다.

여성이 마흔 살이 넘으면 피부색이 짙어지면서 얼굴부터 탄력이 떨어지고 처진다. 한의학에서는 12경락이라는, 혈관과는 다른 인체를 흐르는 큰 기의 흐름을 설명하는데, 얼굴에는 족양명위경과 수양명대장경이라는 경맥이 흐른다. 발가락에서부터 위를 지나서 얼굴까지 흐르는 경맥과 손가락에서 얼굴을 지나 대장까지 흐르는 기의 흐름을 말한다.

얼굴은 위와 대장의 상태를 반영한다고 해서 얼굴의 좋고 나쁨을 보고 위장 상태를 진단하는데, 위와 대장이 건강하고 음식을 잘 먹으면 얼굴색이 밝고 볼이 통통하지만 위와 대장이 안 좋으면 얼굴색이 어둡고 피부가 처진다. 장염에 걸려서 며칠 동안 먹지 못하고 설사를 하고 나면 얼굴 살이 쭉 빠지고 핏기가 없는 것은 대장의 상태가 제일 먼저 얼굴에 나타나기 때문이다.

보통 다이어트를 하려고 마음먹은 사람들은 제일 먼저 먹는 것부터 줄인다. 그리고 열심히 운동한다. 그러면 위는 음식을 소화시켜서 제일 먼저 얼굴에 공급한다. 그런데 충분한 영양 공급이 안 되면 얼굴에 얼마 없는 볼살이 쭉 빠져버리고 복부에 저장된 지방은 그대로 남아있게 된다.

또한 살을 빼려고 운동을 너무 열심히 해서 땀을 빼고 나면 몸은 지치고 얼굴은 건조해진다. 그래서 영양공급도 못 받은 얼굴은 수분마저 빠져서 더 없어 보이는 것이다.

그래서 얼굴에 주름이 생기지 않게 다이어트를 하려면 스마트한 식단이 필요하다. 얼굴을 보호하면서 감량하려면 감량 원리에 맞는 스마트한 식사법을 해야 한다. 상체가 비만하고 얼굴도 큰 사람은 감량을 많이 하더라도 크게 문제가 되지 않지만 상체가 날씬하고 하체가 비만한 사람은 조금만 감량이 돼도 얼굴만 쭉 빠져버린다. 그래서 얼굴이 작고 하체가 비만한 사람은 감량 계획을 잘 세워야 한다.

1. 조급하지 않고 천천히 감량한다

공복 상태에서 저장된 지방이 분해될 때는 순서가 있다. 제일 먼저 복부와 얼굴→엉덩이→가슴→허벅지→팔뚝→종아리 순으로 지방이 분해된다. 복부에 비해 얼굴에는 지방이 적기 때문에 얼굴은 한 줌도 안 되는 지방이 빠져도 티가 많이 난다.

그리고 지방이 분해되려면 어느 정도의 시간이 필요하다. 그래서 무리하게 절식하지 말고 음식을 적당히 줄여가야 한다. 감량 계획은 일주일에 700g씩 조절하고, 한 달에 3kg 이상 감량이 안되도록 조절한다.

2. 잘게 다진 단백질과 채소, 생과일을 매일 챙겨 먹는다

얼굴 피부를 구성하는 엘라스틴과 콜라겐은 단백질이 구성성분이기 때문에 단백질 공급이 필요하지만, 합성을 잘하려면 충분한 비타민A와 비타민C가 공급되어야 한다. 비타민A는 점막을 형성하는 역할을 하며 동물의 간이나 생선기름, 녹황색 채소에 많이 있다.

녹황색 채소에는 항산화 성분도 많이 있어서 노화 방지의 역할도 한다. 비타민C는 콜라겐의 합성에 중요한 역할을 하며, 부족하면 혈관이 약해져서 출혈 증상이 발생한다. 채소와 과일에 많이 함유되어 있다. 다이어트를 하면서 전체 식사량을 줄이더라도 필요한 단백질과 채소, 과일은 수시로 챙겨 먹되 잘게 다진 고기나 달걀, 두부 등으로 먹게 되면 적은 양이라도 소화 흡수가 잘돼서 더 효과가 있다. 채소와 과일은 얼굴 피부에 당분과 수분을 공급해주는 역할과 함께 비타민을 공급하는 역할도 하므로 충분히 섭취한다.

3. 땀나고 지치게 하는 운동보다는 스트레칭과 요가가 좋다

다이어트하려고 힘든 운동을 하면 오히려 허기가 져서 더 먹게 된다. 그리고 등산을 하거나 밖에서 많이 걷는 운동을 하면 햇빛에 의한 피부 노출이 심해져서 오히려 피부가 손상되기 쉽다. 야외에서 운동할 때는 자외선차단제를 바르고 햇빛을 가리고 하며 지쳐서 땀이 많이 나지 않도록 해야 한다.

하체 비만인 경우 근력운동이나 유산소운동을 하면 오히려 다리가 붓고 더 단단해진다. 다리를 편하게 이완시키는 스트레칭이나 요가를 해서 다리를 풀어주어야 지방이 분해되는데 효과적이다. 스트레칭은 심신의 긴장을 풀어주어서 얼굴의 근육도 이완되고 얼굴로 혈액 공급도 잘되는 효과가 있다.

다이어트를 하면서 얼굴 피부에 탄력을 주는 마사지나 림프마사지를 하면 얼굴에 영양공급이 잘돼서 얼굴이 더 탱탱해진다. 피부관리실을 이용하거나 집에서 목 스트레칭과 턱과 눈 주변 마사지를 수시로 하면 도움이 된다. 그리고 자주 마스크팩을 하고 수분크림도 꼼꼼히 발라주어야 한다.

도움말

* **치자시탕** ｜ 치자와 향시가 들어간 한약 처방으로 치자는 가슴이 답답하고 열이 나면서 얼굴이 붉어지는 것을 치료하고, 향시는 한약재로 만든 발효약으로 가슴이 답답하고 막힌 것을 풀어주는 효능이 있다.

* **미레나** ｜ 황체호르몬인 레보노게스트렐이 들어있는 T자형 플라스틱 장치로 자궁 내에 삽입해서 황체호르몬을 일정하게 방출해 피임의 효과를 보이는 장치다. 자궁내막을 얇게 만들고 과도한 생리 출혈을 막아주기 때문에 생리 양이 많거나 자궁내막증이 심한 사람들에게 치료 목적으로 사용되기도 한다.

* **청열조혈탕** ｜ 생리통이 심하거나 생리전증후군으로 몸이 붓고 무겁고 짜증이 나는 것은 생리기간 중 자궁의 성장과 생리가 원활하지 못해서 몸이 겪는 몸살과 같은 증상이다. 청열조혈탕은 기혈을 조화시키고 자궁과 근육을 편하게 풀어줘 생리통을 치료하는 한약 처방이다.
  탕에 들어가는 재료는 당귀, 천궁, 백작약, 생건지황, 황련, 향부자, 도인, 홍화, 봉출, 현호색, 목단피 등으로 모두 혈을 보하고 혈액의 흐름을 원활하게 해주는 약재들이다.

* **인삼양영탕** ｜ 백작약, 당귀, 인삼, 백출, 황기, 육계, 진피, 숙지황, 오미자, 방풍, 원지로 구성된 한약 처방으로 자주 피곤하고 짜증이 나면서 의욕이 없는 여성들에게 흔히 처방된다. 주로 보약제와 열을 내리고 혈을 맑게 하는 약재들로 구성되어 정신을 맑게 하고 체력을 보완해 갱년기 피로 증상을 완화시켜서 자연스럽게 갱년기를 지나도록 돕는 갱년기 보약이다.

* **사물탕** ｜ 당귀, 숙지황, 백작약, 천궁이 들어가는 처방으로 혈을 보하는 처방이다.

* **이진탕** ｜ 반하, 진피, 복령, 감초, 생강으로 구성되어 대사기능이 원활하지 못할 때 상부에 적체되는 담음이 열을 만들어내는데, 이것을 풀어주는 처방이다.

* **조위승기탕** ｜ 대황, 망초, 감초로 구성된 간단한 한방 처방으로 가슴에 답답한 것을 감초와 망초가 풀어주고 대황으로 배변을 시켜서 가슴을 시원하게 뚫어준다.

* **오령탕** ｜ 소변이 잘 모여서 시원하게 배출되고 소변이 요관에 남아있거나 염증을 일으키지 않도록 치료하는 한약 처방이다. 택사, 저령, 복령, 백출, 계지 등 다섯 가지 약재로 구성되어 있어서 오령탕이라고 부르며, 소변에 이상이 있는 여성들에게 자주 사용되는 처방이다.

한의사가 몸소 경험하고 찾아낸
갱년기 해방 프로젝트

갱년기 리부트

초판 1쇄 인쇄 2025년 12월 15일 | **초판 1쇄 발행** 2025년 12월 30일

지은이 정지인

편집 신효주 | **디자인** 봄에 | **마케팅** 용상철
제작·인쇄 도담프린팅
발행인 신수경 | **발행처** 드림셀러
출판등록 2021년 6월 2일(제2021-000048호)
주소 서울 관악구 남부순환로 1808, 615호 (우편번호 08787)
전화 02-878-6661 | **팩스** 0303-3444-6665 | **이메일** dreamseller73@naver.com
인스타그램 dreamseller_book | **블로그** blog.naver.com/dreamseller73

ISBN 979-11-92788-50 (03510)